視力可以回復，真的嗎？

請不要因為「看不清楚」，就急著去配眼鏡！

你還有更好的方法，讓視力不再繼續惡化下去！
日本眼科權威本部千博醫生親身實證，視力從 0.3 回復到 1.0
請你一起來體驗「本部式視力回復術」的奇妙！

掛在牆上就能用！

為方便讀者使用，特別將本書設計成堅固耐用的精美「掛曆形式」，不需剪裁、不需黏貼、不需要用手拿著，直接掛在牆上就能立即使用。

免道具就能用！

不需要視力訓練棒等任何輔助用具，張開眼睛就能開始練習，不用擔心想使用時卻發生「找不到道具」的情況。

不花時間就能用！

每次練習只要花費 40 秒～3 分鐘，一天之中不限任何時間都可以做。請注意，不要自行加長練習的時間，做太久的話也是會造成眼睛負擔的喔！

不需學習就能用！

全書包括 30 個眼球操、按壓穴道與身體按摩等多樣化的練習，書中插圖簡單易懂，看一眼就能馬上跟著做，不必費心閱讀大量文字，大人小孩都可以立即上手！

惡視力有救了！

每天3分鐘，視力就回復

熬夜看韓劇、滑手機、長時間盯著電腦⋯
你的眼睛長期疲勞、痠痛乾澀，視力不斷惡化！
還在亂點眼藥水？猶豫要不要接受雷射手術？
你有更安全、更簡單、零副作用的選擇！

日本眼科權威

本部千博 醫師

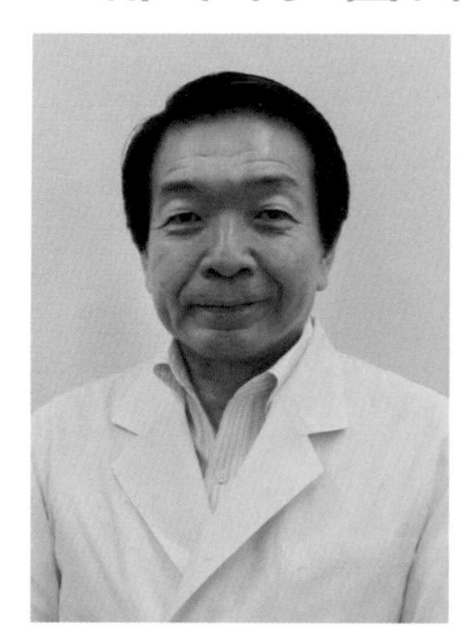

- 本部眼科院長
- 本部視力健康研究所所長
- 日本全人醫學協會理事

岐阜大學醫學博士。2005 年在日本名古屋開設「本部眼科」，每年看診人數超過 2 萬人。目前仍持續致力於研發視力回復法，並積極倡導國人正確的用眼習慣，努力預防兒童近視問題以及老花眼防治。

本部醫師一直以「近視是一種疾病」為信條，自創成效卓著的「視力回復法」，竟使自己原本 0.3 左右的視力，回復到了 1.0！直到現在，他的兩眼視力仍舊保持著，不需要配戴近視眼鏡，也沒有老花眼的問題。他以自身經驗與專業背景為基礎，教讀者將簡單易做的「眼球操」落實於生活中，藉由活化大腦、提升眼部的血液循環和放鬆眼睛肌肉，改善令人擔心又頭痛的視力問題。

他在替眾多患者診療後發現，很多人視力下降的原因，都是「用眼方式錯誤」。特別是隨著智慧型手機、平板電腦的普及，視力急速下降的的患者與日俱增。長期盯著螢幕看，除了會造成眼睛疲勞外，還會出現眼部肌肉衰弱、視線模糊失焦等問題。

本部醫生認為，視力之所以會變差，是來自大腦對眼睛看到的情報的辨識能力下降。所以，「腦部疲勞」才是最根本的原因，必須想辦法活化大腦。因此，本部醫生親自開發出這一系列「視力回復眼球操」，針對眼睛和大腦的連結提出改善計畫。只要每天 3 分鐘，感覺就像在玩遊戲一樣有趣，就能拯救你的惡視力。

30天眼球訓練操的使用方法

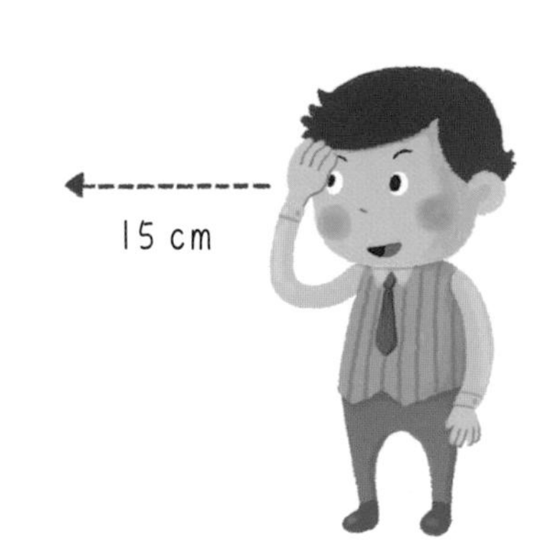

1. 請用裸視進行，但如果真的看不清楚的話，還是可以戴上眼鏡。
2. 請將掛曆掛在牆壁上，高度約為鼻子正對本書中央的位置。
3. 請保持端正姿勢，身體固定不要亂動，只活動眼睛。
4. 雖然建議在每晚睡前進行，但基本上沒有特別的使用時間限制。
5. 使用前請用書中第一頁的視力測量表測量視力，一個月後再測量一次。
6. 把練習融入日常生活中，持之以恆就是讓視力回復的祕訣。

＊使用的效果因人而異，請持續反覆進行練習。

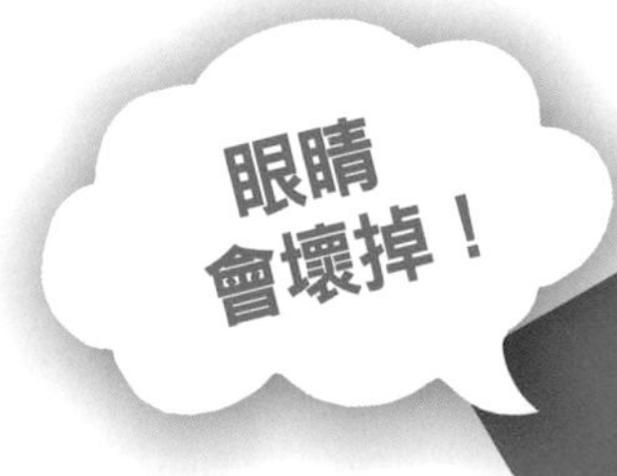

請立即改善！
5個你明知故犯的壞習慣

	壞習慣 TOP5		這麼做，立即拯救你的惡視力！
1	上班時一直盯著電腦	→	每看電腦30分鐘，就要休息10分鐘。用這10分鐘去執行不需要看螢幕的工作吧！
2	關燈看電視或滑手機	→	在黑暗中看電視，因為螢幕與周圍的亮度差距太大，視野會變得狹隘，導致眼睛諸多不適。
3	躺著看書、打電動	→	姿勢不良是造成視力衰退的原因之一，躺著看書更是讓兩眼視力差距變大的元凶！
4	長時間看著某一定點	→	目不轉睛會造成睫狀肌緊張，所以眼睛會感到疲勞；請讓眼睛多轉動，最好能四處對焦。
5	在家閉目養神不出門	→	多到戶外活動、多眺望遠方，讓眼睛達到放鬆舒緩的效果，才是對眼睛最好的休息。

知識篇

全世界的視力都在退化中，眼鏡一戴就要一輩子嗎？

長時間、近距離、用眼過度，就是視力惡化的元凶！

近視者的告白

A小姐9歲時就診斷出近視，13歲時，近數度數已經破六百度；高中時，度數逼近九百度，不僅近視度數不斷加深，視差（兩眼度數的差距）也愈來愈大；大學畢業時，右眼的近視度數已經來到一千兩百度，左眼則是七百度。剛檢測出有兩百度左右的近視時，因為看不清楚黑板上的字，她立刻去配了一副眼鏡；覺得拿上拿下很麻煩，所以整天都戴著眼鏡。

結果，度數每年都在惡化，每隔一段時間她就覺得看不清楚、需要重配眼鏡。為了美觀，她也另外配戴了隱形眼鏡。

現在，她戴隱形眼鏡出門時，要隨身帶著備用眼鏡，每天必須花時間清洗隱形眼鏡，出國時要帶著笨重的隱形眼鏡藥水⋯⋯。

A小姐真的很後悔沒有好好照顧自己的眼睛，很羨慕那些沒有近視、不需要戴眼鏡的人。

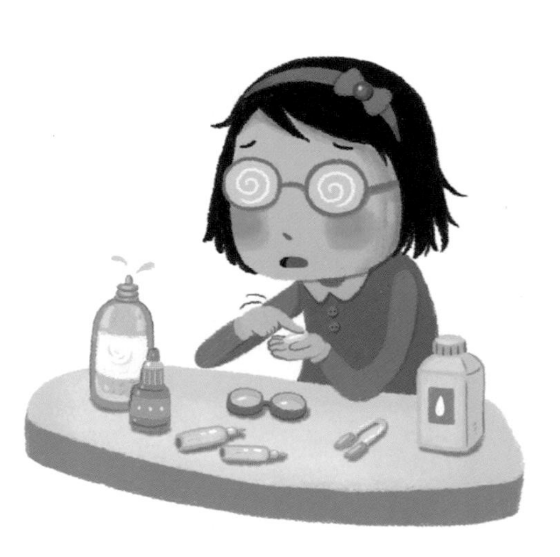

為什麼視力會不斷惡化？

近視度數會一直增加，是因為我們持續用眼過度，例如長時間看電視、打電腦、滑手機，眼睛在看近距離時不斷調焦，就會造成眼軸變長，如果一直讓眼睛處在這種疲勞的狀態下，眼軸會固定在被拉長的狀態，這時視力就會變得難以回復。所謂的「眼軸」，指的就是眼球的長度。

因此，視力回復的重點在於當你開始覺得看不清楚時，就要停止長時間、近距離用眼過度的行為，要給予眼睛一個「遠距離的環境」，盡量讓眼睛周圍的肌肉放鬆、促進眼睛的血液循環，如此一來，視力就有回復的可能。

愈晚近視愈好？

我們每個人剛出生時，先天都有一點「遠視」，漸漸長大後，會變成0度的「正視」，接下來如果用眼習慣不良的話，就會造成「近視」。可怕的事實是，由於在15歲之前，人的眼部肌肉都還在可塑的狀態，成熟度與穩定度都不夠，因此如果小時候就罹患近視，眼軸就會一直被拉長，假如七、八歲左右就開始近視，你的近視就不會停下來，大概平均每年會增加一百度，直到15歲左右才會緩和下來。這也是為什麼前面提到的A小姐，每年都需要重新配戴近視眼鏡的原因，因為年紀太小就開始近視，度數加深的情況就比較難以控制。所以，預防近視最好的方法，就是延緩近視的發生，盡量避免在15歲前近視。

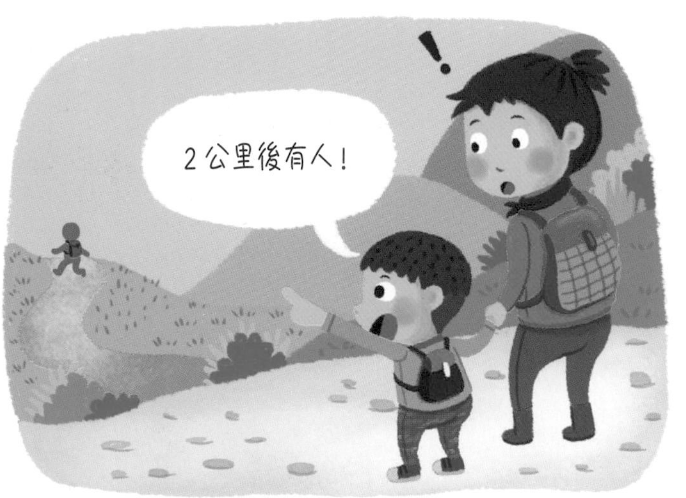

發現度數變深了，怎麼辦？

如果覺得度數加深，就是眼軸被拉長了，此時想要讓視力回復，就要避免眼睛被「定型」。目前眼科門診中最常見的方法，就是使用散瞳劑來抑制或預防近視增加的速度，其目的是強迫放鬆眼睛的調節肌。但是，任何藥物都有其副作用，散瞳劑也不例外，散瞳劑的副作用是使用之後會發生畏光、近距離視力模糊等現象；所以，**如果要真正做到「無副作用」的保養視力，建議還是要透過眼球運動，讓眼睛上下前後、內聚、外展往各方面活動，並且搭配按摩與簡單的體操，調整眼睛的肌肉，讓眼睛得到血液與氧氣的供應，視力就有機會可以回復。**

你可以選擇不戴眼鏡！

還記得當你被診斷出近視而配了第一支眼鏡時，眼科醫師請你「有必要時」才戴眼鏡嗎？那麼，為什麼演變到現在，大家都已經習慣「一直戴著眼鏡」了呢？長時間戴著眼鏡的話，眼睛適應了眼鏡的存在，不戴眼鏡看東西就會變得非常模糊；於是，眼睛習慣「戴眼鏡視物」而增加疲勞，度數也因此不斷地增加。

因此，如果沒必要，仍究長時間配戴眼鏡的話，反而會加速近視！現在開始，不論你的近視度數有多深，請適時地拿下眼鏡，養成「有必要時」才配戴的習慣，在放學後或下班後試著過「裸視生活」，才能讓眼睛保持在放鬆的狀態，也讓眼睛有自我調適的機會，近數度數才不會繼續加深。

Q&A篇

視力訓練要有效，自我維護很重要！

視力保健專家為你解答關於眼睛的疑難雜症

Q 近視究竟會不會遺傳？

A **近視是會遺傳的**，假如父母都是高度近視的話，小孩子會近視的可能性比一般人來得高。但是，後天環境的影響還是最大，只要從小就做好視力保健工作，例如多到戶外走走、看遠方事物，就可以延緩近視的發生。相反的，如果父母雙方都沒有近視，但如果小朋友從小就在「用眼過度」的環境下成長，例如把平板電腦或智慧型手機當保姆、長時間看影片等，很可能國小一年級就會開始近視了。

Q 為什麼機器檢測出來的度數，跟實際配鏡的度數不一樣？

A 當我們在檢測近視度數時，用驗光機就可以精準驗出度數，但是配眼鏡就不是這麼一回事；因為視覺是很複雜的，每個人的大腦對視覺的要求都不一樣，有的人要求「很清楚」，即使已經可以看到1.0，他還是覺得不夠清楚，要往上加到1.2或1.5，這就是需要視光師反覆更換鏡片確認的原因。另外，配鏡度數也跟你的用眼需求有關，假如你的工作需要遠距看得很清楚，就需要高一點的度數。

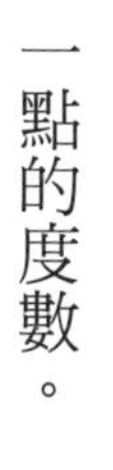

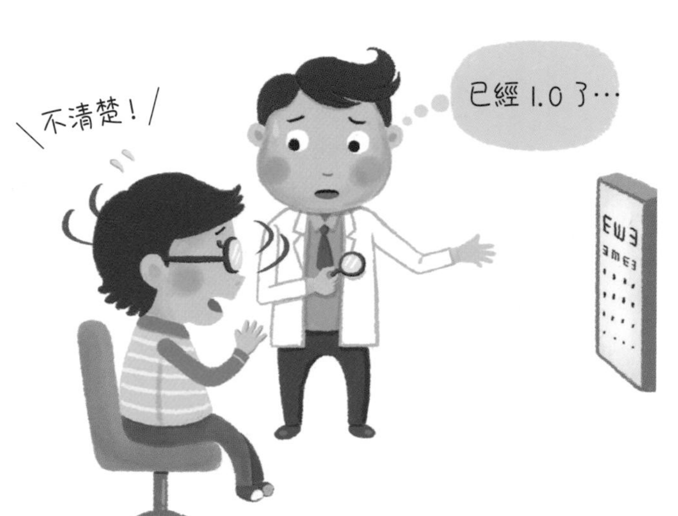

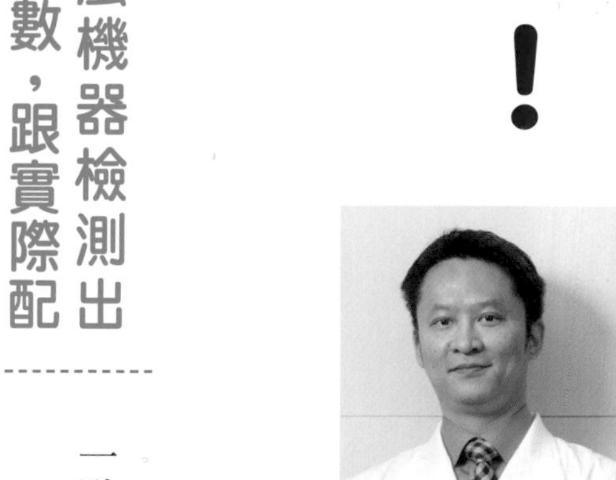

視力保健專家
梁智凱 醫師

現任
台北聚英視光眼科診所
主治醫師

相關著作
《救救孩子的惡視力——小小低頭族的護眼之道》

老花之後，近視就會消失嗎？

A **這是錯誤的觀念**。近視的原因是眼軸拉長，導致看遠不清楚；老花的原因則是眼睛的調焦能力不足，導致看近不清楚，所以近視和老花是兩件不一樣的事。當近視的人年紀大了、有了老花眼之後，會發現看近物時愈來愈模糊，這時要把近視眼鏡拿下來才看得到，因此而產生「老花讓近視變好」的錯覺，其實，這只是光學上抵銷的關係，因為近視是用凹透鏡矯正，而老花是用凸透鏡來矯正，兩者之間剛好互相抵銷。

看遠看近，可以一副搞定嗎？

A 不可以。因為我們的眼鏡都是單一度數，但我們生活中需要看遠也要看近，所以當我們近距離看東西時，使用度數較輕的眼鏡，眼睛會感到比較舒服；在需要看遠的室外，才戴上度數較高的眼鏡。如果只配戴一副看遠的眼鏡，看近距離時眼睛需要調焦，這就會讓你的眼睛感到疲勞，所以看遠看近準備兩副眼鏡，對眼睛比較好。

雷射近視會有哪些後遺症？

A 雷射近視是將角膜削平，但眼軸還是過長，並不是近視被「治癒」了。也就是說，如果你本來就是高度近視者的話，高度近視容易引發視網膜病變的可能性仍然存在。此外，因為角膜變薄了，**發生角膜病變的機率也會比較高**，其他眼睛疾病例如白內障、青光眼倒是影響不大。

做眼球運動有什麼好處？

A 本部千博醫師所設計的30天眼球運動，主要針對幾個方向：讓眼睛肌肉放鬆、刺激眼睛與大腦的連結、以及促進頸部的血液循環。藉由各式各樣的遊戲以及穴道按摩、身體體操來保護眼睛，阻止視力繼續惡化。其實，我們的眼睛就跟身體一樣，身體不動就會腰痠背痛；同樣的，眼睛長期看著一個定點，因為肌肉疲乏與固定焦距，對眼睛的傷害也是很大的。因此，我們要透過眼睛運動訓練，讓眼肌放鬆，把足夠的血液和氧氣供應到眼睛。就像人必須運動來維持身體機能一樣，**眼睛也必須每天做運動來預防視力惡化。這本書設計了三十種護眼運動，一個月每天都可以執行不同的護眼操，平均3分鐘就可以完成**，特別適合用眼過度的學生、以及長時間使用電腦的上班族每天練習。

實踐篇❶

看神奇圖畫，讓眼睛大復活！

用眼睛描繪圖案輪廓，鍛鍊眼部肌肉，給予大腦刺激

藏輪圖

用眼睛描繪圖案的目的是要讓眼球往四面八方轉動，同時可以訓練到負責對焦的睫狀肌，以及負責轉動眼球的眼肌，可有效鍛鍊眼睛、活化大腦。

Step 1 確認書本與眼睛之間的距離

把書掛在牆上，高度約為鼻子正對本書中央的位置。站定後，保持端正姿勢不要亂動，眼睛距離圖片15公分，以這個姿勢開始練習。

Step 2 開始用單眼描繪圖案的輪廓

除非不戴上眼鏡的話實在看不清楚，否則請盡量在裸視的狀態下練習。手遮住一隻眼睛，從左眼或右眼開始都可以，用單眼描繪圖案的輪廓。結束之後，再用另一隻眼睛重複一次。

重點提示

遇到沒有接點的地方，請跟著圖上的虛線繞一圈，而不是沿著外圍的輪廓描繪喔！

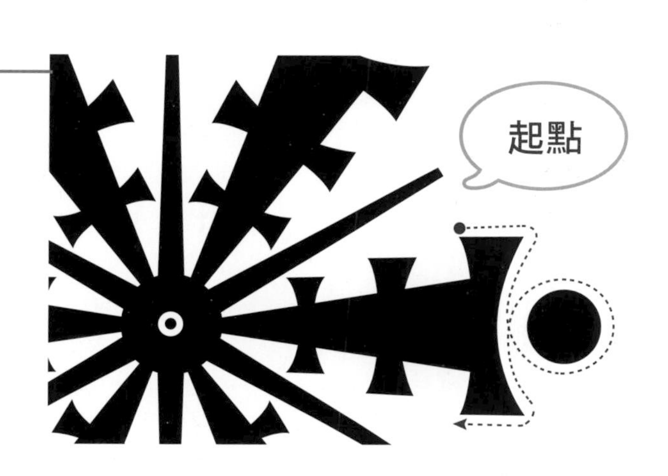

類似的練習

相同的使用步驟，可應用在以下頁面中：

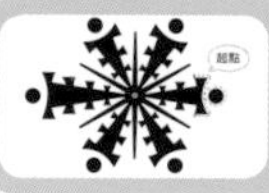
Day 1 藏輪圖

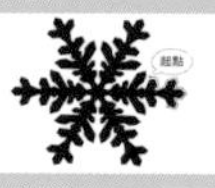
Day 7 雪花圖

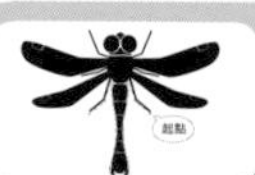
Day 13 蜻蜓剪影圖

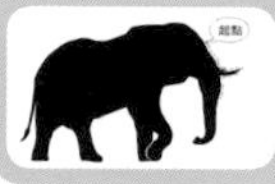
Day 18 動物剪影圖

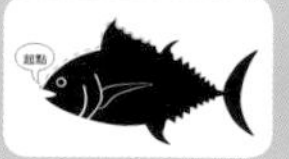
Day 24 魚的剪影

固定焦距是讓眼睛疲勞的元凶

眼睛跟身體一樣，都需要「運動」才能真正地消除疲勞。因為，當我們的眼睛一直盯著同一點時，例如長時間看書、看電視、打電腦時，視野是很固定的，這個「固定的焦距」就是讓眼睛疲勞的原因，就像身體如果長期維持相同的姿勢，你就會感到腰痠背痛一樣，要活動一下筋骨才能消除身體的疲勞；眼睛也不例外，所以透過眼睛上、下、左、右轉動以及看遠、看近的運動，除了能讓我們的視野變得寬闊，也能讓眼睛得到血液與氧氣的供應，達到消除疲勞的效果。

穴道按摩

捏捏手指按按臉，消除泡泡眼

想消除眼睛疲勞，不是只有「動動眼球」這個方法，按壓眼睛附近的穴道、按摩身體，也能促進眼睛血液循環、防止視力惡化。而且這些小動作隨時隨地都可做，不受限於場地，也不必另外買工具，當你眼睛感到疲勞時，立刻就可以派上用場！

Point 1

按壓穴道的訣竅

按壓穴道時，請使用手指「指腹」的部分，切忌使用指甲；按壓時應該要感到略微痠痛，因為沒有痛感就表示沒有效果，但是也不要太過用力，如果按完之後過一段時間仍感到疼痛，就表示按的力道太大了。按穴道的技巧是「由輕而重」，慢慢加重力道，直到按壓的地方出現痠痛感即可。

使用「指腹」的部分按壓。

「按壓穴道」請見：

Day 5 按壓指甲穴道
Day 17 按壓臉部穴道
Day 29 按壓手心穴道
Day 30 按壓身體穴道

Point 2

加熱按摩更有效

按摩的目的是要促進血液循環，而「冰冷」會造成血液循環不佳，所以比起按摩的手勢與力道，雙手的「溫熱」更為重要。按摩前可以將雙手搓熱，或是泡溫水、使用暖暖包，有時間的話，可以使用「微波加熱過的毛巾」。

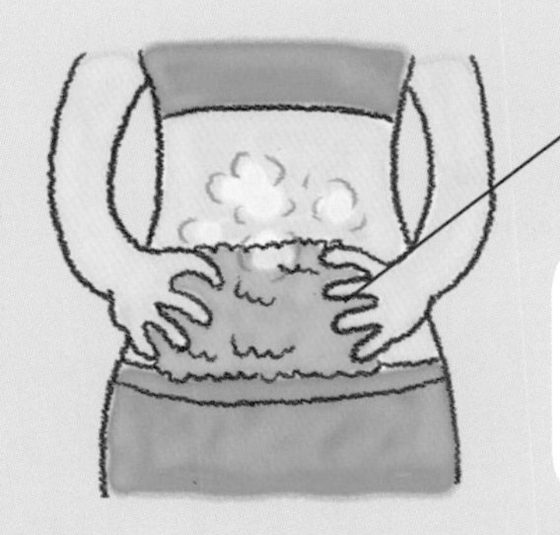

將熱毛巾放在丹田的位置。

「按摩身體」請見：

Day 11 薦骨按摩
Day 16 丹田按摩

※ 微波毛巾的方法：將毛巾浸泡在冷水裡，輕輕擰乾（但不要擰到全乾），之後放在微波爐裡加熱 1～1 分半鐘。從微波爐裡取出毛巾時，務必小心不要被燙到。使用蒸氣毛巾來溫熱身體時，可依按摩的部位將毛巾折成適合的大小。

Point 3

淋巴按摩的手勢

淋巴液的功用是將老廢物質排出體外，所以只要加速淋巴的新陳代謝，血液循環就會順暢，也能舒緩眼部疲勞。按摩淋巴的重點是要配合淋巴液的流動方向，朝「單一」的方向進行，沒有「來回」的反覆動作。臉上的肌膚較為細緻，最好配合乳液或凝膠，用指腹以按壓或畫圓的方式輕輕施壓，不要太過用力。如果臉上有疤痕、小傷口或是過敏症狀的話，請避免進行淋巴按摩。

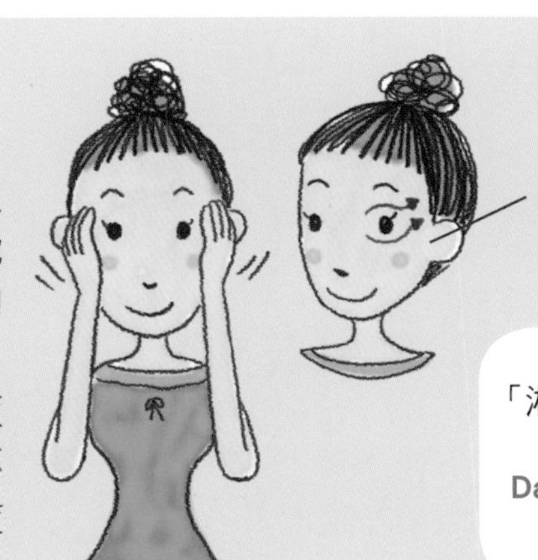

按摩淋巴的手勢，需維持單一方向。

「淋巴按摩」請見：

Day 28 臉部淋巴按摩

實踐篇❷

一邊玩遊戲，一邊練眼力！

讓視線上下左右不斷移動，同步強化眼部肌肉與大腦

尋找注音

這幾個遊戲的重點都是「用眼睛尋找…」，用意是讓視線上下左右移動，並且刺激大腦以辨認細微的差異、相似形狀以及複雜圖案。這些練習不僅能夠強化眼部肌肉，也會促進眼部和腦部的血液循環。

Step 1 確認書本與眼睛之間的距離

掛在牆上的高度同P8。眼睛距離圖片50公分，以這個姿勢開始練習。

Step 2 開始用單眼依序找出指定的文字、符號或特定物

手遮住一隻眼睛，從左眼或右眼開始都可以，用單眼開始依序找出「ㄅ、ㄆ、ㄇ」直到「ㄦ」。結束之後，再用另一隻眼睛重複一次動作。

ㄋ ㄠ ㄢ ㄒ ㄚ ㄉ
ㄎ ㄜ ㄅ ㄛ ㄙ
ㄑ ㄍ ㄧ
ㄨ ㄘ ㄞ ㄩ ㄟ

重點提示

不熟悉注音符號的人，請先「預習」一下注音符號的順序：ㄅㄆㄇㄈ／ㄉㄊㄋㄌ／ㄍㄎㄏ／ㄐㄑㄒ／ㄓㄔㄕㄖ／ㄗㄘㄙ／ㄧㄨㄩ／ㄚㄛㄜㄝ／ㄞㄟㄠㄡ／ㄢㄣㄤㄥ／ㄦ。

類似的練習

相同的使用步驟，可應用在以下頁面中：

- Day 2 尋找數字
- Day 3 找出街道中的人物
- Day 8 尋找英文字母
- Day 9 找出圖中的文字
- Day 19 尋找詞彙
- Day 20 尋找相同的家徽
- Day 22 尋找多角形
- Day 25 尋找注音
- Day 26 大家來找碴

身體體操

眼腦血液暢通，讓視線煥然一新

眼睛疲勞會造成頸部肌肉僵硬，眼睛四周的血液循環就會變差，進而引起黑眼圈、肩頸痠痛、頭痛等症狀。透過一些簡單的轉頸與甩手運動，不但可以舒緩肩頸痠痛，還可促進血液循環、消除眼睛疲勞，更能夠預防視力退化。

Point 1

頸椎與眼睛密不可分

為什麼「放鬆頸部肌肉」有助於消除雙眼的疲勞？因為流經眼睛與腦部的血管正是遍布在頸椎之內，如果長期姿勢不良導致頸椎彎曲，就會導致視力下降、眼睛疲勞。本書所設計的「眼頸體操」可以改善僵硬的脖子，讓眼部的血液循環變好。許多人在使用電腦時都會在不知不覺中把脖子往前伸，這樣的姿勢會造成頸部很大的負擔，因此特別建議長時間看電腦的上班族多多練習「眼頸體操」。

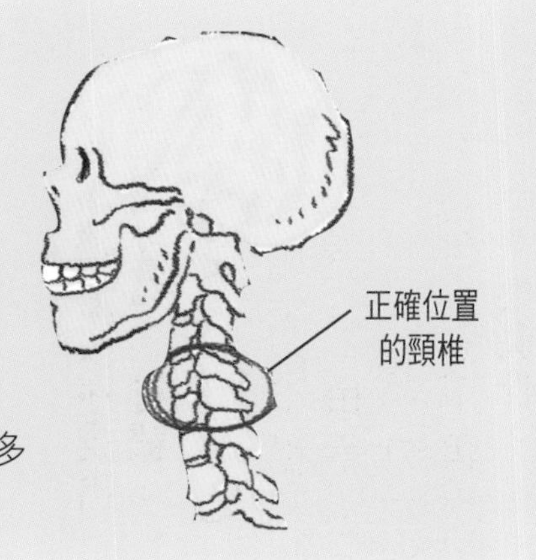

Point 2

這不是「運動」，這是「放鬆」

本書介紹的眼頸體操和揮手體操的目的是為了達到身體的「放鬆」，所以不要用「運動」的感覺來執行。做體操前，首先要調整姿勢、放鬆全身的力氣，每一項動作都要慢慢來、不要太用力，配合緩慢而深長的呼吸。眼頸體操不僅因為能夠改善血液循環而達到視力保健的效果，對於脖子和肩膀僵硬也很有幫助。

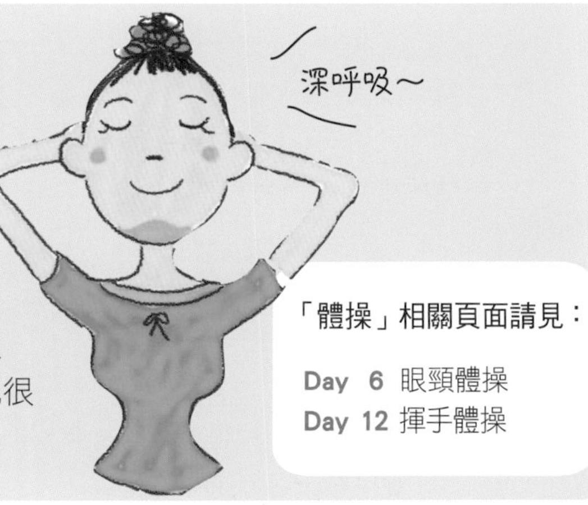

「體操」相關頁面請見：
Day 6 眼頸體操
Day 12 揮手體操

Point 3

練習體操的基本姿勢

練習揮手體操時，基本姿勢是「背挺直，肩膀放鬆，雙腳與肩同寬」。注意膝關節不要用力，而是呈現自然彎曲不緊繃的狀態。讓雙手像鐘擺一樣前後擺盪，不要用力過猛，想像你是順著重力以及反作用力在「揮手」，而不是「用力甩手」。揮手次數依個人感覺而定，以身體感覺舒適自然為原則，一般來說只要實行三分鐘，僵硬的身體就會得到舒緩的作用。

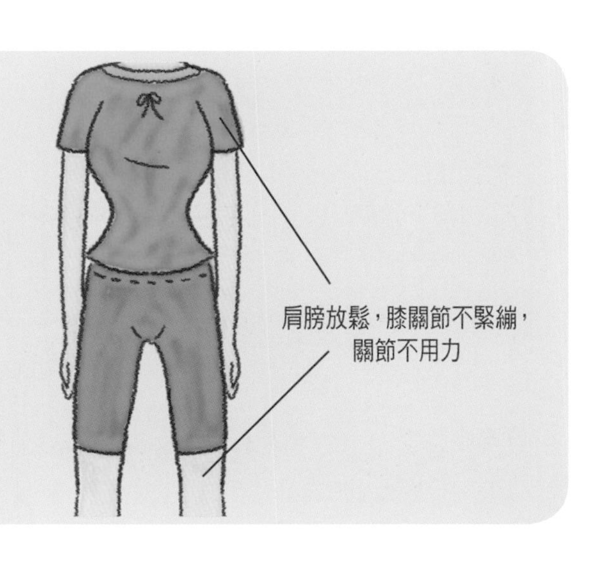

實踐篇❸

用眼睛走迷宮，眼部肌肉就放鬆!!

適度活動眼球，讓僵硬的眼部肌肉不再疲倦痠痛

迷宮・進階篇

眼睛跟身體一樣，長期不活動就會感到疲倦痠痛，當你用眼過度時，眼睛周邊的肌肉會緊繃，這時就要適度的活動眼球。用眼睛走迷宮比單純的眼球運動有趣，特別適合大人和小孩一起練習。

Step 1 確認書本與眼睛之間的距離

掛在牆上的高度同P8。眼睛距離圖片50公分，以這個姿勢開始練習。

Step 2 開始用單眼走出迷宮

手遮住一隻眼睛，從左眼或右眼開始都可以，集中注意力在眼球，從迷宮的起點開始，用單眼走到終點，過程中請盡量活動眼球以尋找正確的路徑在哪裡。結束之後，再用另一隻眼睛重複一次動作。

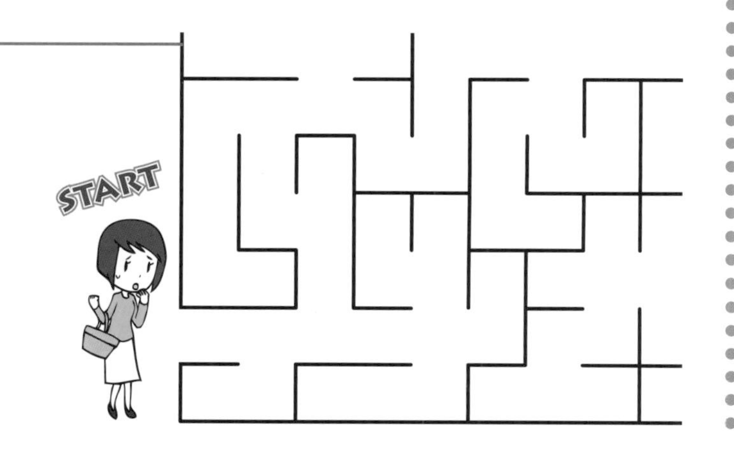

重點提示

練習的時候，請注意固定住頭部不要動，是用「眼睛」走迷宮，而不是用「臉」走迷宮喔！

類似的練習

相同的使用步驟，可應用在以下頁面中：

Day 4 迷宮・基礎篇
Day 10 迷宮・初級篇
Day 15 迷宮・中級篇
Day 21 迷宮・進階篇
Day 27 迷宮・超進階篇

人的大腦也看得見東西？

人不只是用眼睛看東西，其實大腦也在「看」東西！眼睛的視網膜經由視神經傳送所見到的影像到大腦，經由大腦的判讀，我們才能看到物體。所謂的「視力」，不僅包括了眼睛本身的條件，還跟每個人的大腦處理訊號要求有關，因此本書的視覺訓練不只是在訓練「眼球」，也同時在訓練「大腦」，只要促進大腦的活化性，就能提升視覺的資訊處理能力。大腦有學習和適應的能力，所以不要過度依賴眼鏡或隱形眼鏡，否則一旦大腦習慣了這樣的度數，反而可能會加速視力惡化。

眼球運動

動動眼珠，有效逆轉老化視力！

眼睛共有六條肌肉神經在控制我們眼睛的運轉與對焦，包括四條「直肌」和兩條「斜肌」。平常所說的「眼皮跳」，就是眼輪匝肌痙攣所造成的，也就是眼睛周圍的肌肉發生不自主的抽搐。眼球運動的目的就在於透過轉動眼球來放鬆眼肌，特別適合用眼過度的人練習。

Point 1

眼睛的六條肌肉神經

我們的眼球之所以能夠上下左右轉動，是由這些肌肉神經來掌管眼球的運動：

(1) 上直肌：在眼球上方，控制瞳孔由上向內的運動。

(2) 下直肌：在眼球下方，控制瞳孔由下向內的運動。

(3) 內直肌：在眼球內側，使瞳孔轉向內側。

(4) 外直肌：在眼球外側，使瞳孔轉向外側。

(5) 上斜肌：在上直肌和內直肌之間，使瞳孔轉向下外方。

(6) 下斜肌：在下直肌和外直肌之間，使瞳孔轉向上外方。

就像我們要規律的運動才能讓身體良好運作一樣，眼球也需要「運動」，才能保有良好的視力喔！

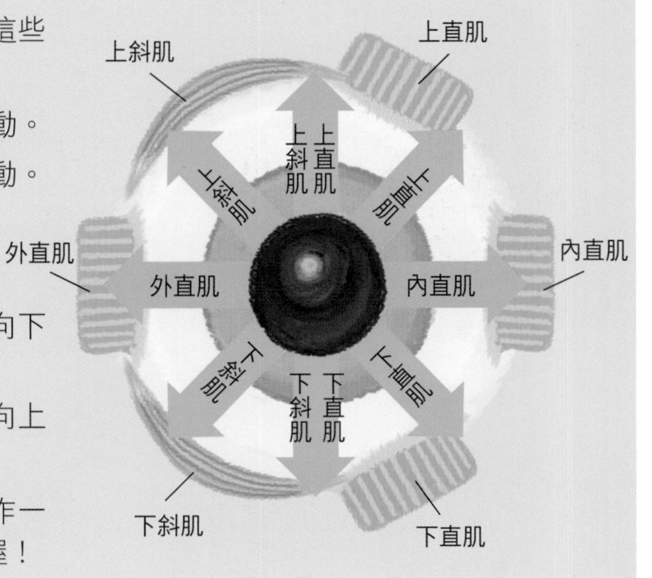

Point 2

眼球運動的注意事項

一開始做眼球運動時，可能會不太習慣，畢竟之前很少運動過眼球，所以第一次轉動眼球時不要太過於心急，先做對書中講解的動作，讓你的眼球漸漸適應，再慢慢加快移動的速度，才不會傷害到眼睛。另外要注意的是，有戴隱形眼鏡的讀者，進行眼球運動前請務必摘下隱形眼鏡，否則快速的眼球運動可能會傷害到眼角膜。

這個運動的目的是在鍛鍊眼部肌肉，進行時要使用會讓眼睛稍微感到疲倦的力道。但做完眼球運動後，眼睛的疲勞感就會消失，還能夠活化腦細胞，是不是很神奇呢！

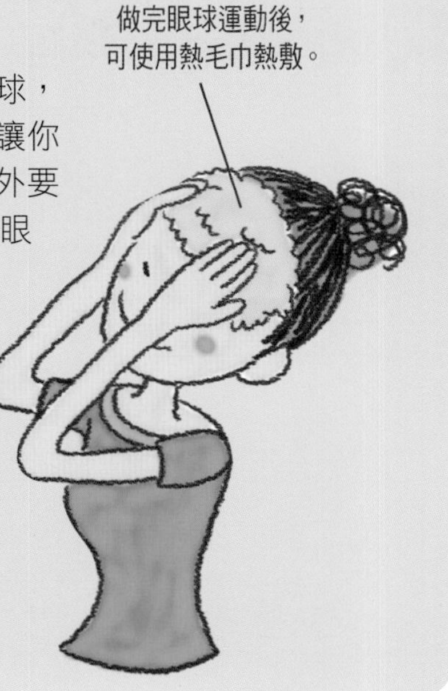

「眼球運動」請見：

Day 14 眼球運動
Day 23 眼球運動・進階篇

你今天做過眼球操了嗎？

每個月請先用視力測量表檢測視力。每次練習後，在日期上打「○」。

註：如果當月有 31 天的話，可選擇 Day 1 ～ Day 30 任一單元做練習。

日期：＿＿＿＿ 左眼視力：＿＿＿＿ 右眼視力：＿＿＿＿

月	1	2	3	4	5	6	7	8	9	10	
	11	12	13	14	15	16	17	18	19	20	
	21	22	23	24	25	26	27	28	29	30	31

日期：＿＿＿＿ 左眼視力：＿＿＿＿ 右眼視力：＿＿＿＿

月	1	2	3	4	5	6	7	8	9	10	
	11	12	13	14	15	16	17	18	19	20	
	21	22	23	24	25	26	27	28	29	30	31

日期：＿＿＿＿ 左眼視力：＿＿＿＿ 右眼視力：＿＿＿＿

月	1	2	3	4	5	6	7	8	9	10	
	11	12	13	14	15	16	17	18	19	20	
	21	22	23	24	25	26	27	28	29	30	31

Ray Health 31

史上最強！每天3分鐘！看看圖～視力就回復！

拯救假性近視，不要「看不清楚」就急著去配眼鏡

監修者 本部千博 ｜ **審定者** 梁智凱

出版發行
瑞麗美人國際媒體 Ray Beauty International Media
檸檬樹國際書版有限公司 ／ Lemon Tree International Books
客服專線／（02）8221-8222

社長／總編輯
江媛珍 JASMINE CHIANG, Publisher
叢書主編／責任企編
周宜珊 JOELLE CHOU, Managing Editor
企畫編輯
蔡沐晨 AOI TSAI, Editor
封面設計
曾詩涵 SHIHHAN ZENG, Cover Design
主辦會計
邱莉文 LIZ CHIU, Accountant

法律顧問
第一國際法律事務所 余淑杏律師
北辰著作權事務所 蕭雄淋律師

編輯中心
新北市中和區中山路 2 段 359 巷 7 號 2 樓
2F, No. 7, Lane 359, Sec. 2, Zhongshan Rd., Zhonghe Dist.,
New Taipei City, Taiwan (R. O. C.)
TEL：(886) 2-2226-1888 FAX ：(886) 2-2226-4338
劃撥帳號／19745151
劃撥戶名／檸檬樹國際書版有限公司

全球總經銷
知遠文化事業有限公司
ADD ／新北市深坑區北深路 3 段 155 巷 25 號 5 樓
TEL ／(886) 2-2664-8800 FAX ／(886) 2-2664-8801

港澳地區經銷
豐達出版發行有限公司
ADD ／香港柴灣永泰道 70 號柴灣工業城 2 期 1805 室
TEL ／(852) 2172-6513 FAX ／(852) 2172-4355

東豪製版／弼聖印刷／固成裝訂

出版日期 2024 年 6 月初版 11 刷

內頁說明

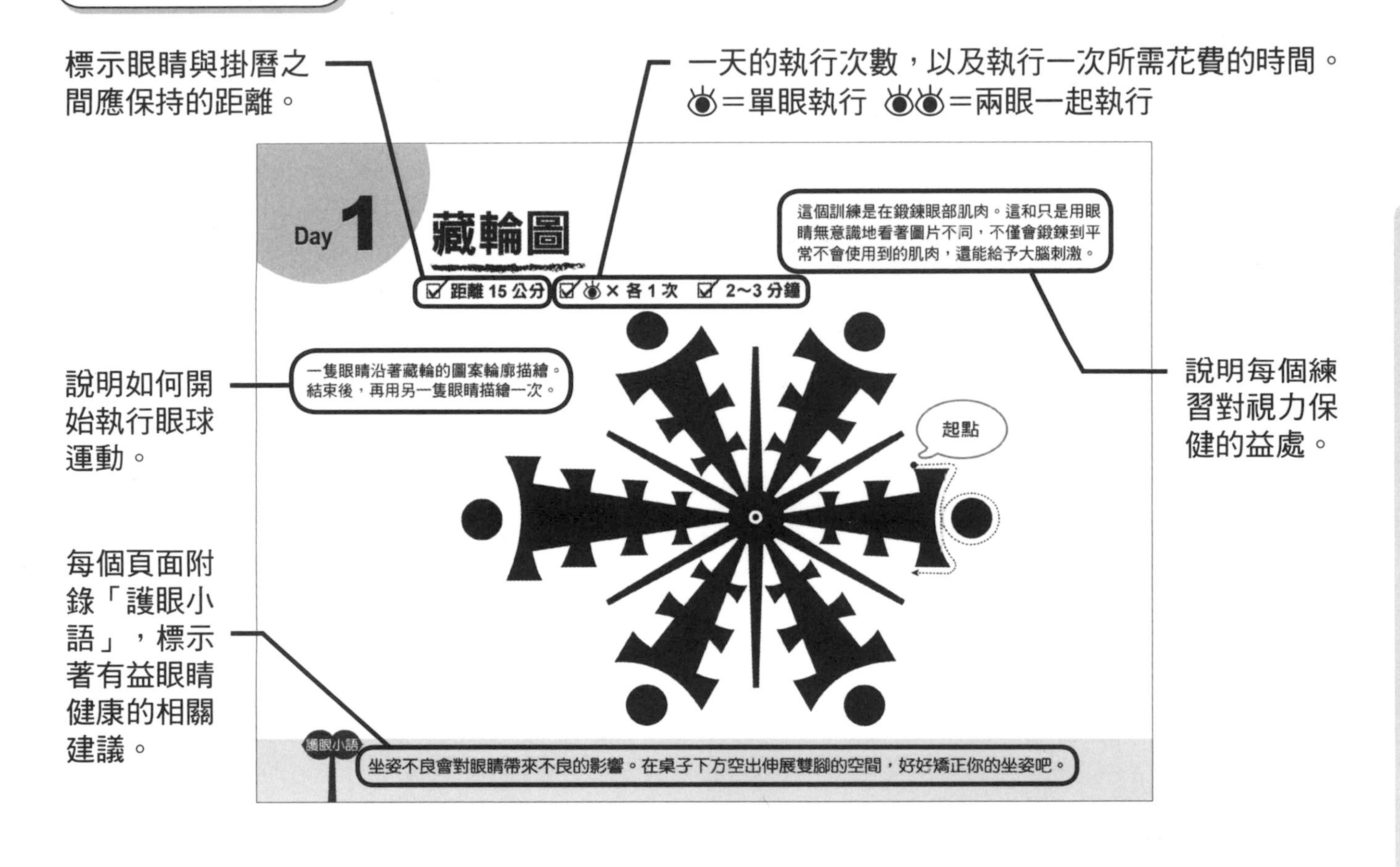

這本書主要是透過以下這兩種方式來幫助恢復你的視力：

① 訓練大腦

當我們在看東西時，不只是用眼睛在「看」，大腦也在同步處理眼睛看到的資訊。因此，本書中有許多練習的目的是在促進大腦的活性化，以提升視覺的資訊處理能力。

② 促進血液循環

如果眼睛周圍的血液循環不順暢，氧氣和營養就無法好好運送到眼睛，導致視力下降。透過書中各式各樣的眼球運動、穴道按摩和簡單的體操，就能促進眼睛的血液循環，保護重要的靈魂之窗！

使用說明

※掛曆的詳細使用方式，請見盒裝別冊 P3；Day 1～Day 30 的注意事項與重點提示，請見盒裝別冊 P8～P13。

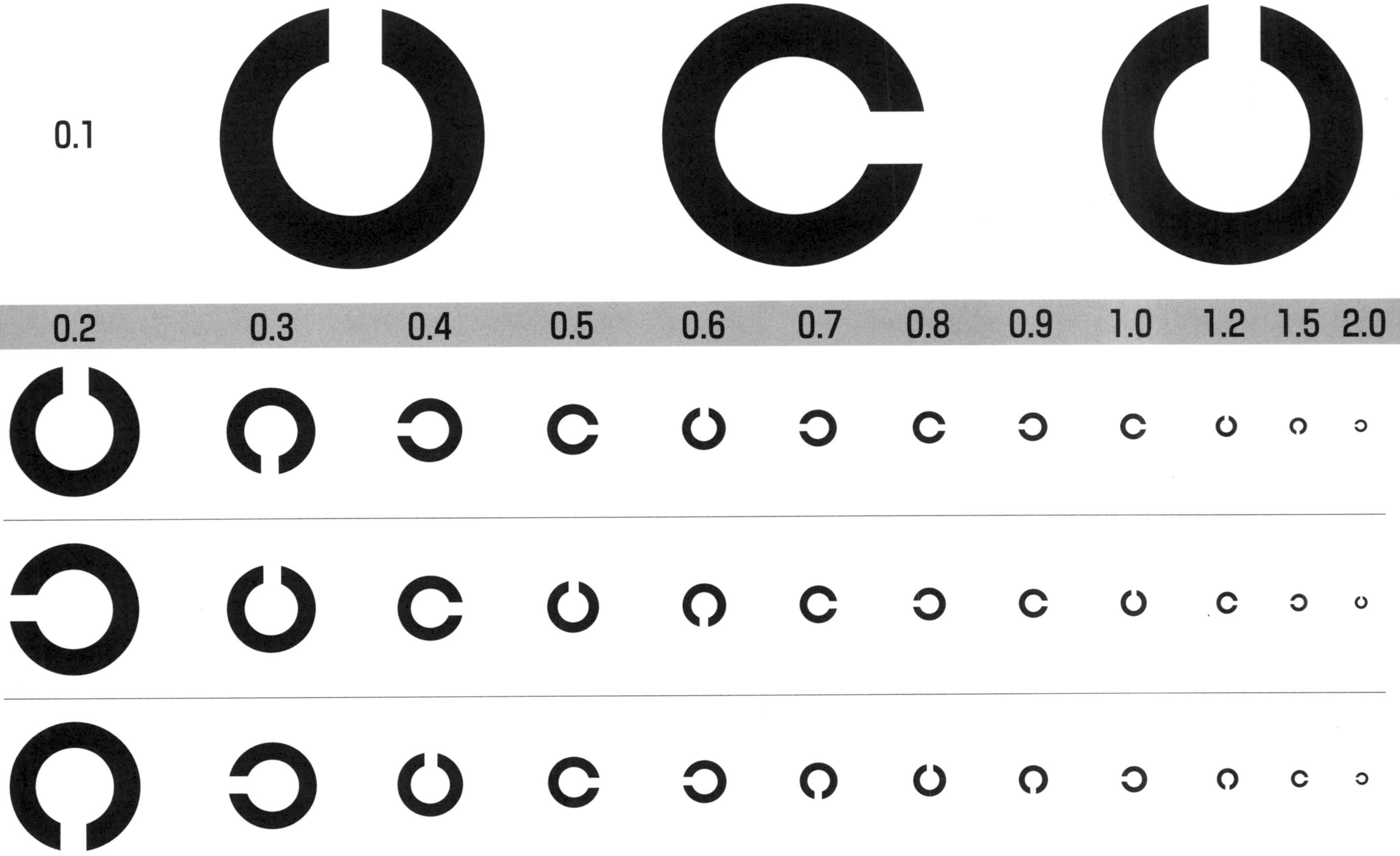

0.1

0.2	0.3	0.4	0.5	0.6	0.7	0.8	0.9	1.0	1.2	1.5	2.0

註：請在距離本書３公尺處測量，高度約為鼻子正對本書中央的位置。

Day 1

藏輪圖

這個訓練是在鍛鍊眼部肌肉。這和只是用眼睛無意識地看著圖片不同，不僅會鍛鍊到平常不會使用到的肌肉，還能給予大腦刺激。

☑ 距離 15 公分　☑ 👁 × 各 1 次　☑ 2～3 分鐘

一隻眼睛沿著藏輪的圖案輪廓描繪。
結束後，再用另一隻眼睛描繪一次。

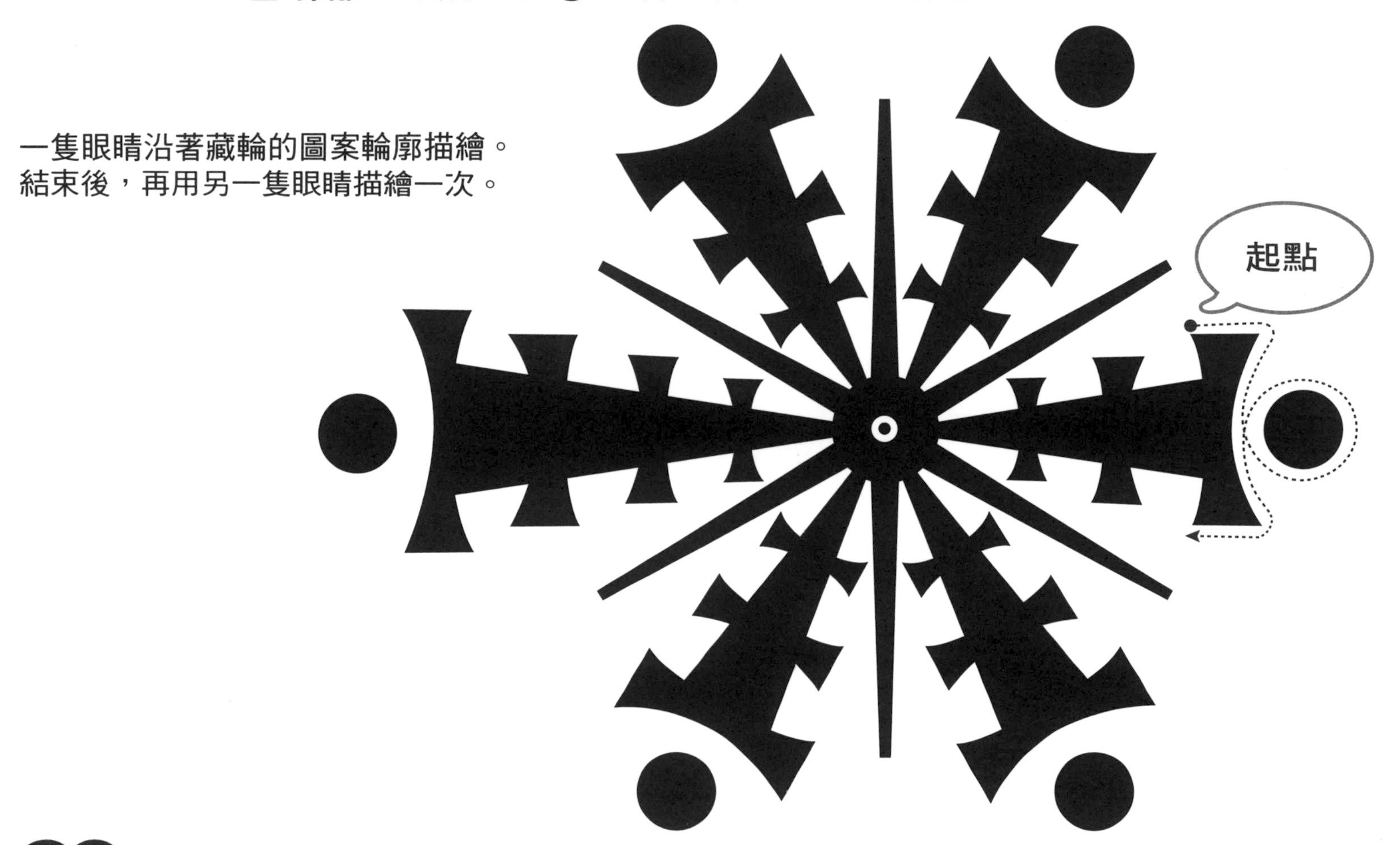

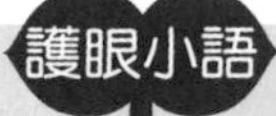

坐姿不良會對眼睛帶來不良的影響。在桌子下方空出伸展雙腳的空間，好好矯正你的坐姿吧。

Day 30

按壓身體穴道

☑ 左右 × 各 1 次 ☑ 2~3 分鐘

這些都是能夠有效消除眼睛疲勞的穴道。眼睛的疲勞對內臟也會帶來不好的影響，所以為了全身的身體健康著想，請多多按壓這幾個穴道。

每個穴道都以稍微感到疼痛的力道，按壓 10 秒左右。

像是用食指支撐住頭部般的力道按壓

天柱
位於頸椎兩側肌肉的外側，毛髮生長的邊緣。

風池
在天柱穴外一指左右的位置。

肩井
從頸根到肩膀前端中間，肩膀肌肉的中央。

曲池
手肘彎曲時產生的皺摺處前端。這個穴道除了可消除眼睛疲勞外，對肌膚問題也有功效。

養老
手腕外側骨頭突起處後方的凹陷處（小指的末端）。這個穴道能夠提升新陳代謝，活化大腦。

合谷
拇指和食指間，稍微偏食指的凹陷處。

足三里
膝蓋下方 3、4 指左右、再稍微向外的地方。約莫是用手心包覆住膝蓋時，無名指的位置。

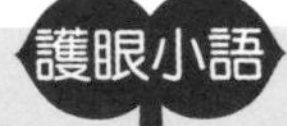

放鬆身心讓大腦好好休息，對眼睛的健康來說是很重要的一件事。

Day 2

尋找數字

視線一邊上、下、左、右移動，腦袋一邊辨認數字，可以同時鍛鍊眼部肌肉和大腦。

☑ 距離 50 公分　☑ 👁 × 各 1 次　☑ 20 秒以內

遮住一隻眼睛，依照 1～15 的順序找出數字，結束後，再用另一隻眼睛找一次。

13　5

1　11　7

起點　4　6　9　15

10

12

2　8　14　3

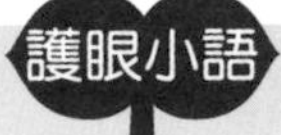

交互看向屋外遠近處，可以訓練負責調整眼睛焦距的肌肉。

Day 29

按壓手心穴道

☑ ✋ × 各 1 次　☑ 40 秒左右

這是被稱為「反射區」的穴道。紅色區域是眼睛的反射區，灰色區域是頸部的反射區。按摩這個區域可以促進從頸部連接到眼睛與大腦的血液通暢。

1 用食指指腹按壓紅色區域 10 秒左右。

2 同 1，用食指指腹按壓灰色區域 10 秒左右。

3 另一手再做一次相同的動作。

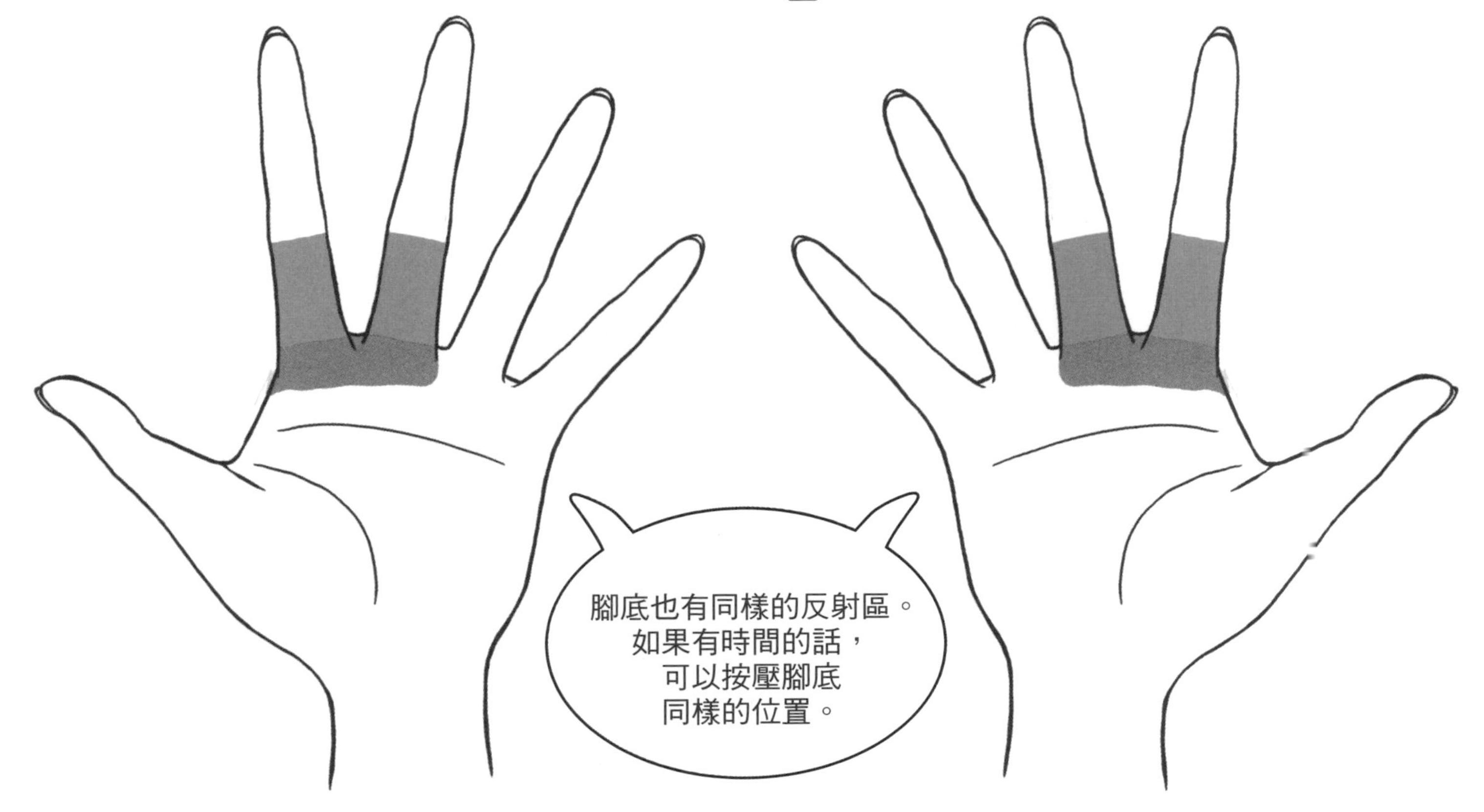

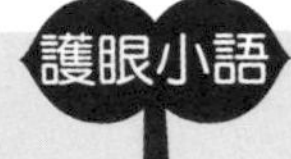

吃飯吃八分飽不只比較健康，對眼睛也比較好，並請多多攝取黃綠色蔬菜和魚類。

Day 3

找出街道中的人物

☑ 距離 50 公分　☑ 👁👁 × 1 次　☑ 1 分鐘以內

視線不斷在圖中的各角落移動，必須運用大腦辨識細節，能夠同時促進眼睛和腦部的血液循環。

在圖中找出以下這三個人的所在位置。

註 進行第二次後可以將時間限制縮短喔！

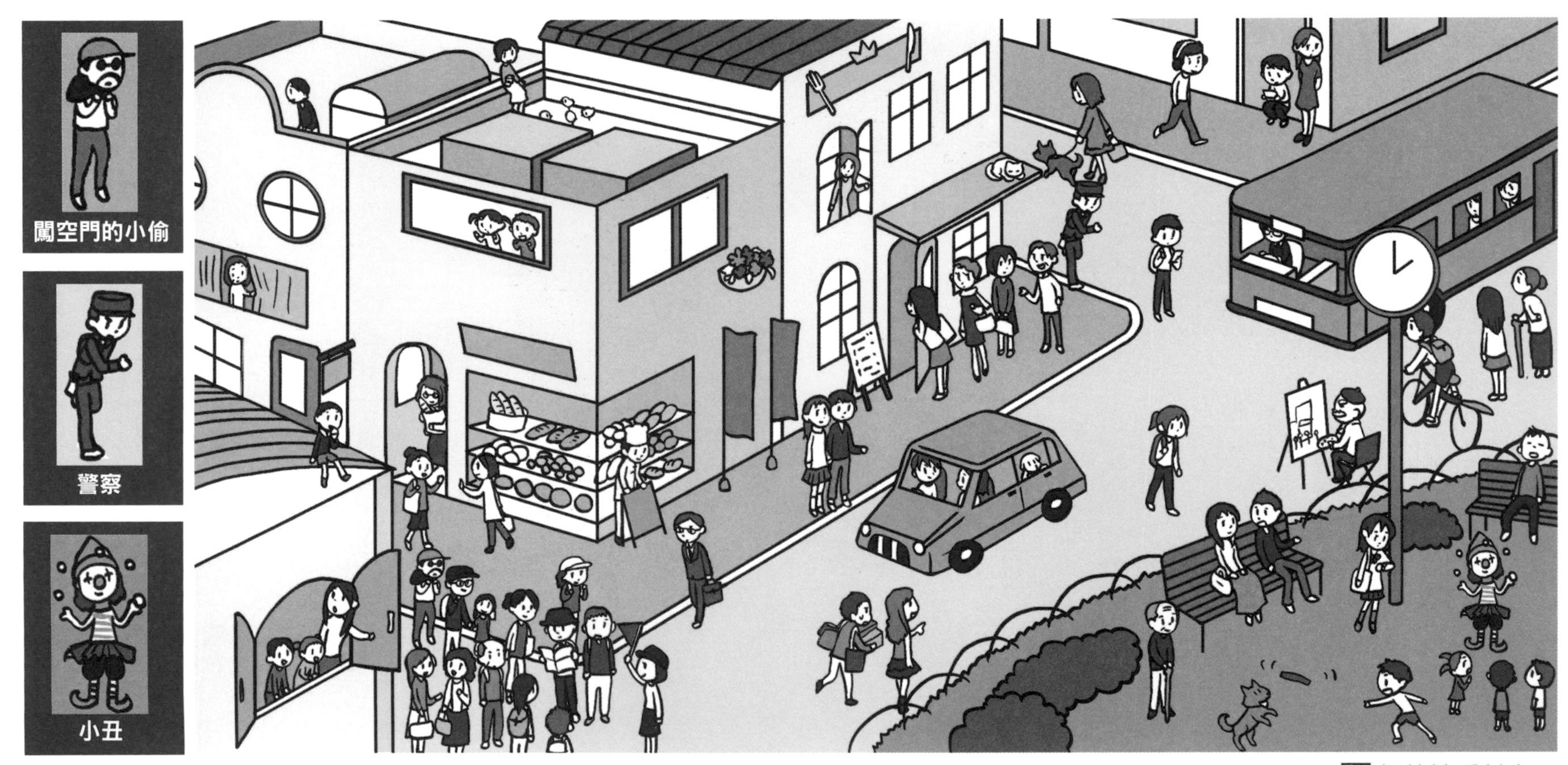

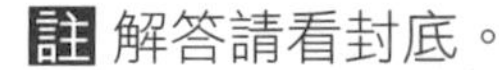
註 解答請看封底。

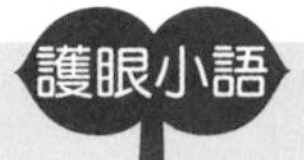

眼睛和大腦的血液循環暢通，能夠提升瞳孔對光的反射力，增加對光的敏感度。

Day 28

臉部淋巴按摩

☑ 1 次 ☑ 2～3 分鐘

淋巴液的功用是將老廢物質排出體外。只要淋巴流通順暢，血液循環就會順暢，也就能舒緩眼部疲勞。

註 臉部的皮膚，特別是眼周的皮膚非常薄，建議搭配凝膠或乳液進行按摩。

依照 Step 1～Step 5 的順序以及箭頭指示方向進行按摩。

Step 5
眼周
用指腹從眼頭按向眼尾，再往耳前淋巴結的方向慢慢按壓。（左右各 5 次）

Step 4
耳前淋巴結
從太陽穴一路推向鎖骨凹下去的地方。（左右各 5 次）

Step 2
耳後淋巴結
手指放在耳後，一邊畫圓一邊按壓，再順著箭頭推向鎖骨凹下去的地方。（左右各 5 次）

Step 3
下顎淋巴結
用手指從下顎前端推向耳朵下方。（左右各 5 次）

Step 1
鎖骨淋巴結
像是用手指夾住鎖骨般，依箭頭的方向向外推。（左右各 5 次）

註 各淋巴結的位置皆為左右對稱。

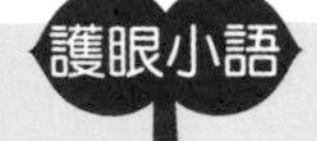

維他命 C 是運作水晶體不可或缺的要素，在柑橘類水果或黃綠色蔬菜中的含量很高。

Day 4

迷宮・基礎篇

第一次練習可能會覺得眼睛有點痛，但這個遊戲有助於放鬆僵硬的眼部肌肉，能夠幫助對焦。

☑ 距離 30 公分 ☑ 👁 × 各 1 次 ☑ 10 秒以內

遮住一眼，用一隻眼睛從起點走到終點。結束後，再用另一隻眼睛做一次。

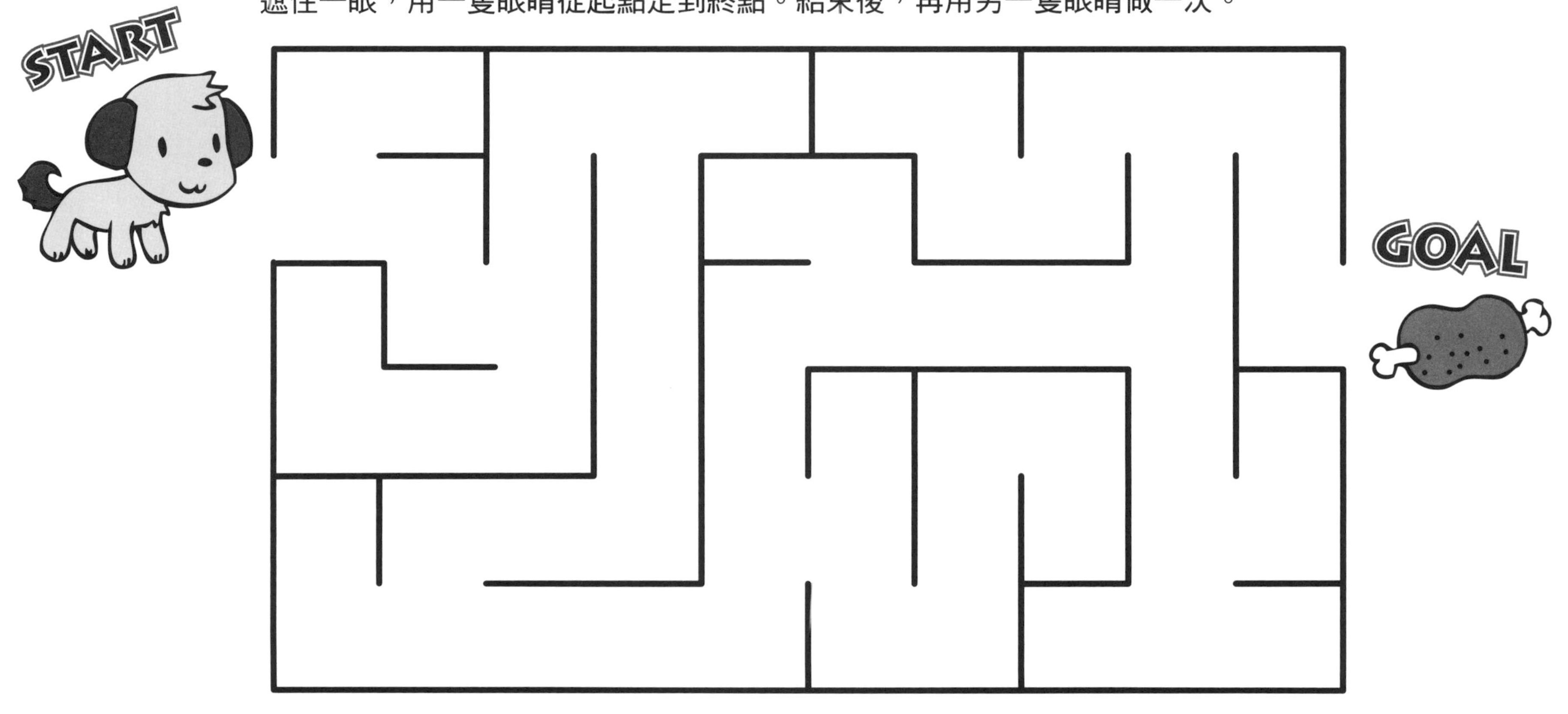

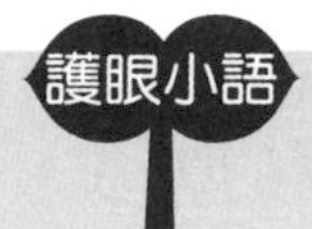

一直維持同樣的姿勢對身體的血液循環不好，要隨時提醒自己多多活動身體。

Day 27

迷宮・超進階篇

這個迷宮增加了路障，進一步提高了迷宮複雜度。除了鍛鍊眼部肌肉外，還能透過不同的插圖活化腦部。

☑ 距離 30 公分　☑ 👁 × 1 次　☑ 3 分鐘以內

遮住一眼，用一隻眼睛從起點走到終點。結束後，再用另一隻眼睛做一次。

註 有障礙物的路不能通行。

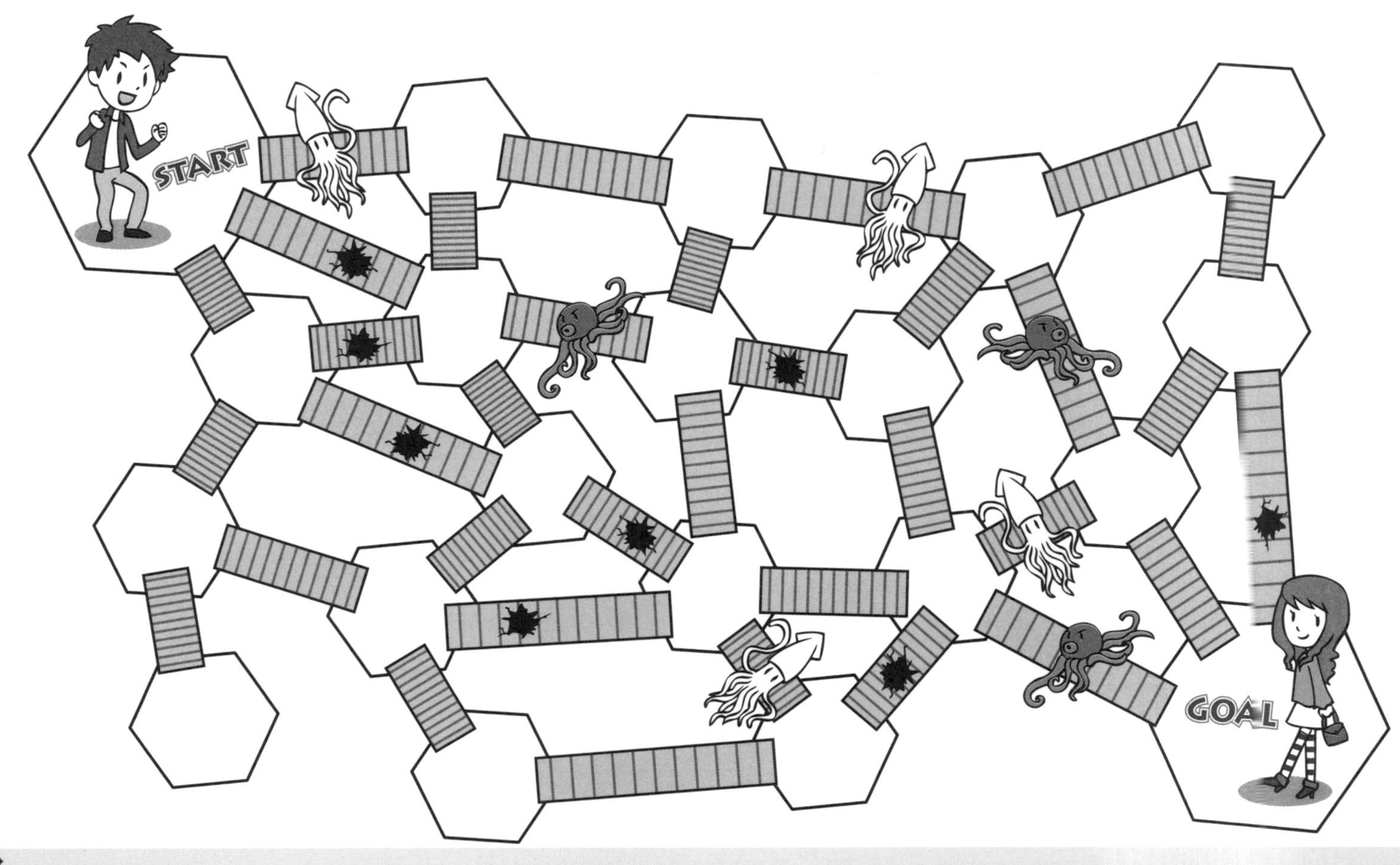

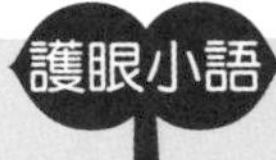

看足球或網球之類的比賽時，眼睛會跟著球跑，所以會大量運動到眼球，這會替眼睛和大腦帶來良好的刺激。

Day 5

按壓指甲穴道

☑ ✋ × 各 2～3 次　☑ 每指 10 秒

按壓指甲有助於自律神經平衡、放鬆腦部。這個動作會讓眼部肌肉的活動力增加，並促進淚液分泌，預防乾眼症。

像捏住手指一樣，用食指和拇指按壓指甲根部。
另一隻手也重複相同的動作。

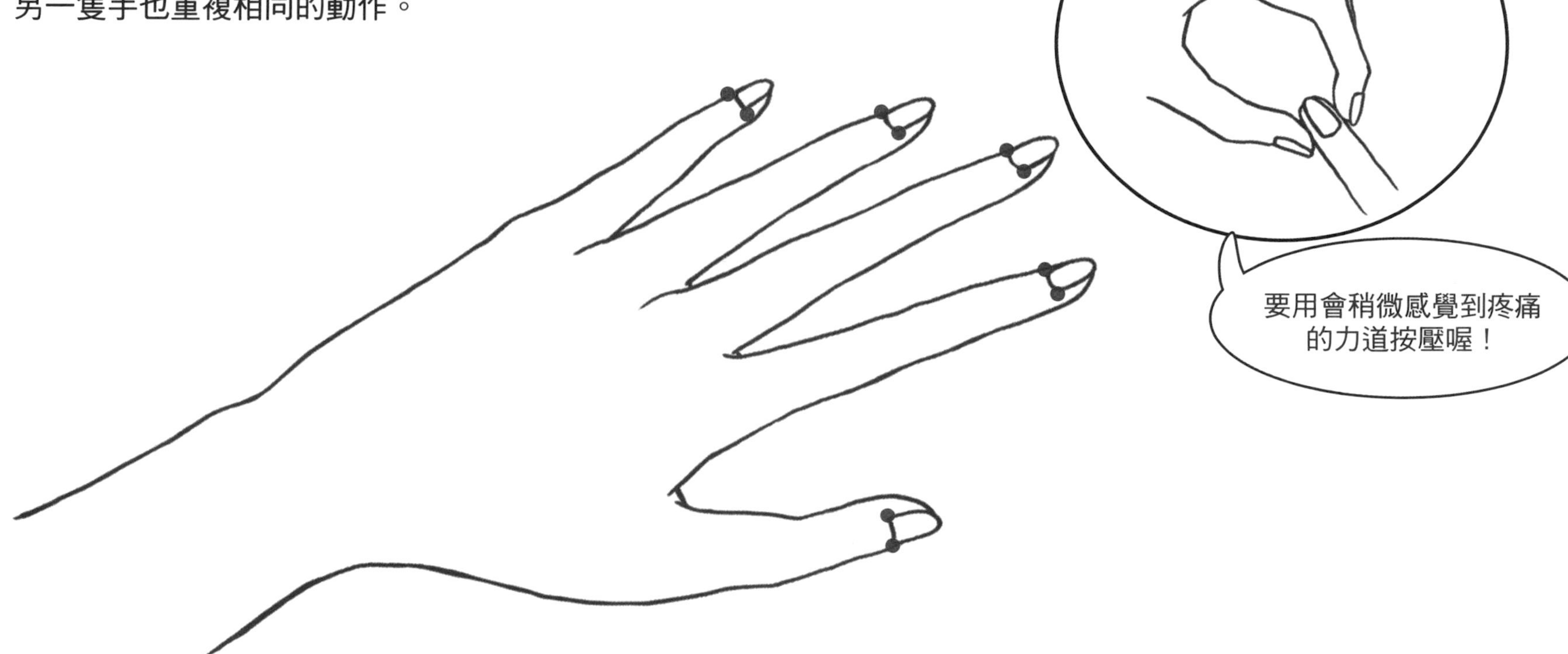

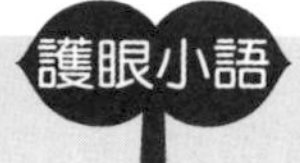

打電腦時，請配戴度數較低的眼鏡，調整坐姿，由上往下看螢幕。

Day 26

大家來找碴

☑ 距離 50 公分　☑ 👁👁 × 1 次　☑ 3 分鐘以內

來回反覆地看向左右兩邊圖片的各個角落，這個動作能夠鍛鍊眼部肌肉，給予大腦良好的刺激。

找出左右兩張圖的 5 個不同之處。

註 進行第二次後就要刻意加大眼球的動作。

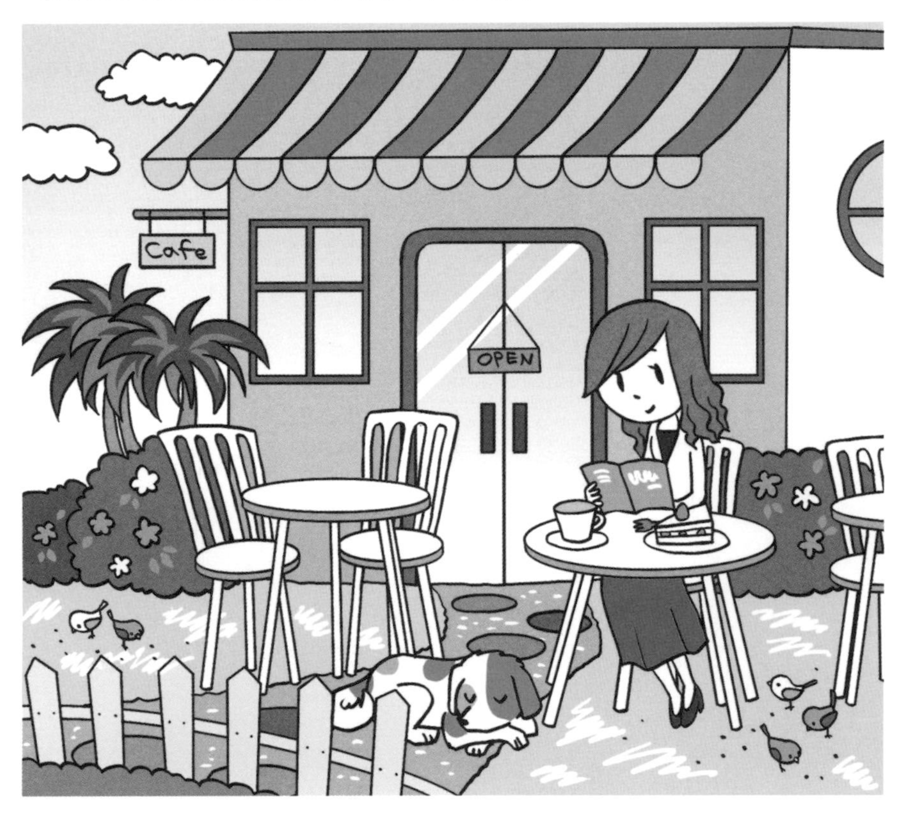

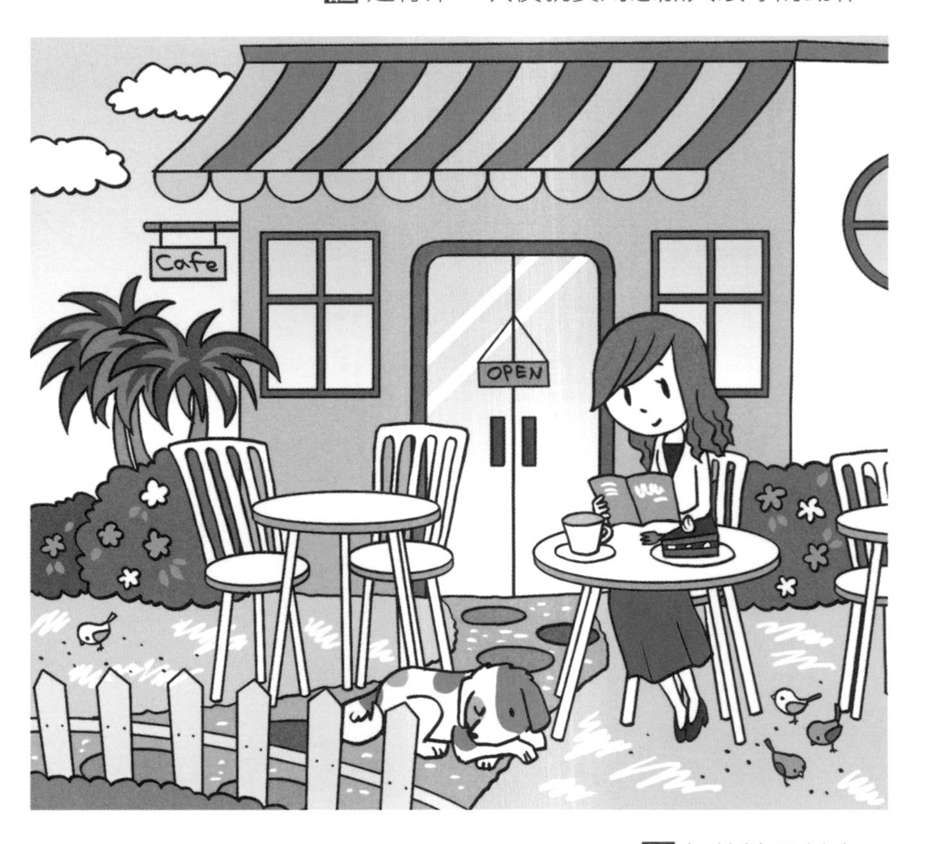

註 解答請見封底。

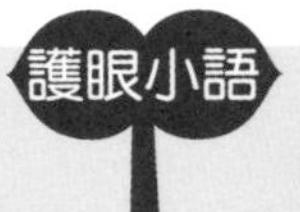

視網膜中除了 DHA 外，還含有很多鋅。所以富含鋅的肝臟、魚干、牡蠣等都是值得推薦的食材。

Day **6**

眼頸體操

☑ 3 次　☑ 每次 1 分鐘

這個動作能夠放鬆頸部僵硬的肌肉、矯正歪曲的頸椎位置，頸椎的位置調正了，就能讓連結眼睛與腦部之間的血管順暢流通。

1 兩手放在頸部後方作為支撐。

2 一邊吐氣，一邊盡可能將臉部和眼睛向右轉。然後一邊吸氣，一邊回復到 1 的動作。

3 左側再進行一次 2 的動作。

4 一邊吐氣、一邊低下頭，視線朝下。然後一邊吸氣，一邊回復到 1 的動作。

5 一邊吐氣、一邊抬起頭，視線朝上。然後一邊吸氣，一邊回復到 1 的動作。

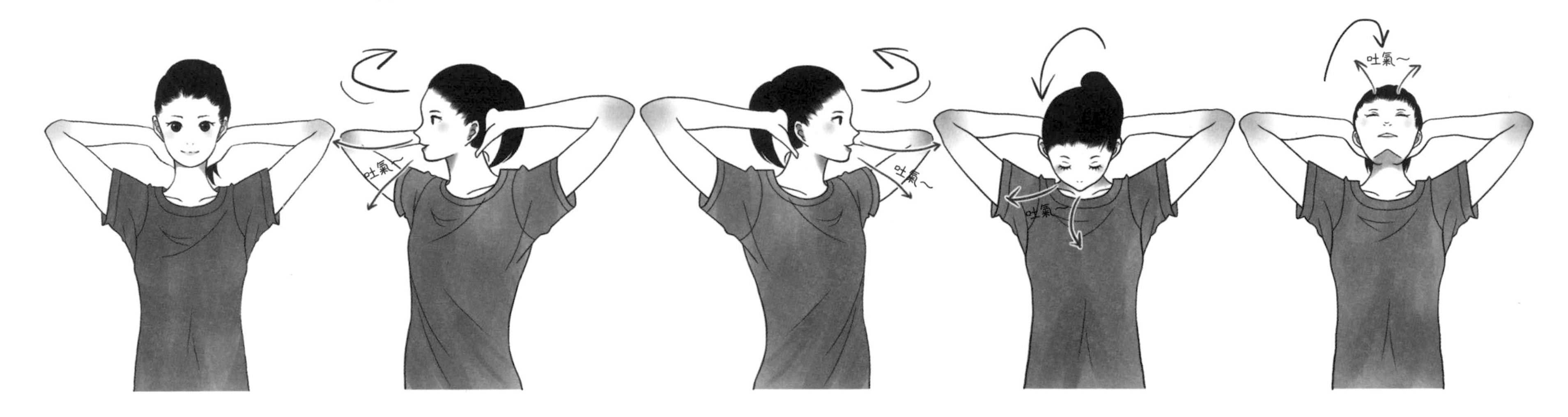

護眼小語

讓眼睛保持溫暖，也具有保健的效果。睡前用熱毛巾熱敷一下，來促進眼部的血液循環吧。

Day **25**

尋找注音

視線要不停上、下、左、右移動，腦袋一邊辨識符號。因為注音符號中相似的字很多，正確辨認這些字可以強化大腦和眼部肌肉。

☑ **距離 50 公分**　☑ 👁 **× 各 1 次**　☑ **3 分鐘以內**

用一隻眼睛按照順序找出「ㄅ」到「ㄦ」37 個注音符號。
結束後，再用另一隻眼睛做一次。

ㄔ　ㄤ　ㄏ　ㄈ　ㄡ　ㄊ　ㄕ　**ㄦ**

ㄋ　ㄠ　ㄢ　ㄒ　ㄚ　ㄉ　ㄥ

ㄎ　ㄜ　**ㄅ**　ㄛ　ㄙ　ㄓ　ㄌ　ㄝ

ㄑ　ㄍ　ㄧ　ㄖ　ㄐ　ㄇ

ㄨ　ㄘ　ㄞ　ㄩ　ㄟ　ㄆ　ㄣ　ㄗ

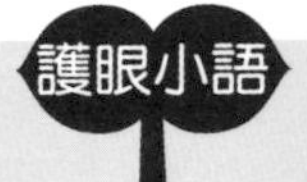

只用一隻眼睛看東西時，如果感到視野的中心模糊的話，這就是壓力太大的徵兆，請好好休息一下吧！

Day 7

雪花圖

比 DAY 1 稍微複雜一些的圖形。讓視線上、下、左、右大幅移動，加上描繪輪廓的細微動作，能夠強化眼部肌肉。

☑ 距離 15 公分　☑ 👁 × 各 1 次　☑ 2～3 分鐘

一隻眼睛沿著雪花的輪廓描繪。
結束後，再用另一隻眼睛描繪一次。

起點

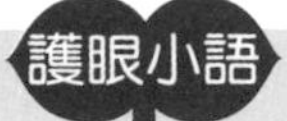

將毛巾沾濕，放進微波爐裡微波一分鐘，就輕鬆完成了一條熱毛巾。

Day 24

魚的剪影

這個練習增加了需要眼睛上下左右大幅移動的地方。回到起點後，可以從反方向再描繪個兩到三次。

☑距離 15 公分　☑ 👁 × 各 1 次　☑ 2～3 分鐘以內

一隻眼睛沿著魚剪影的圖案輪廓描繪。
結束後，再用另一隻眼睛描繪一次。

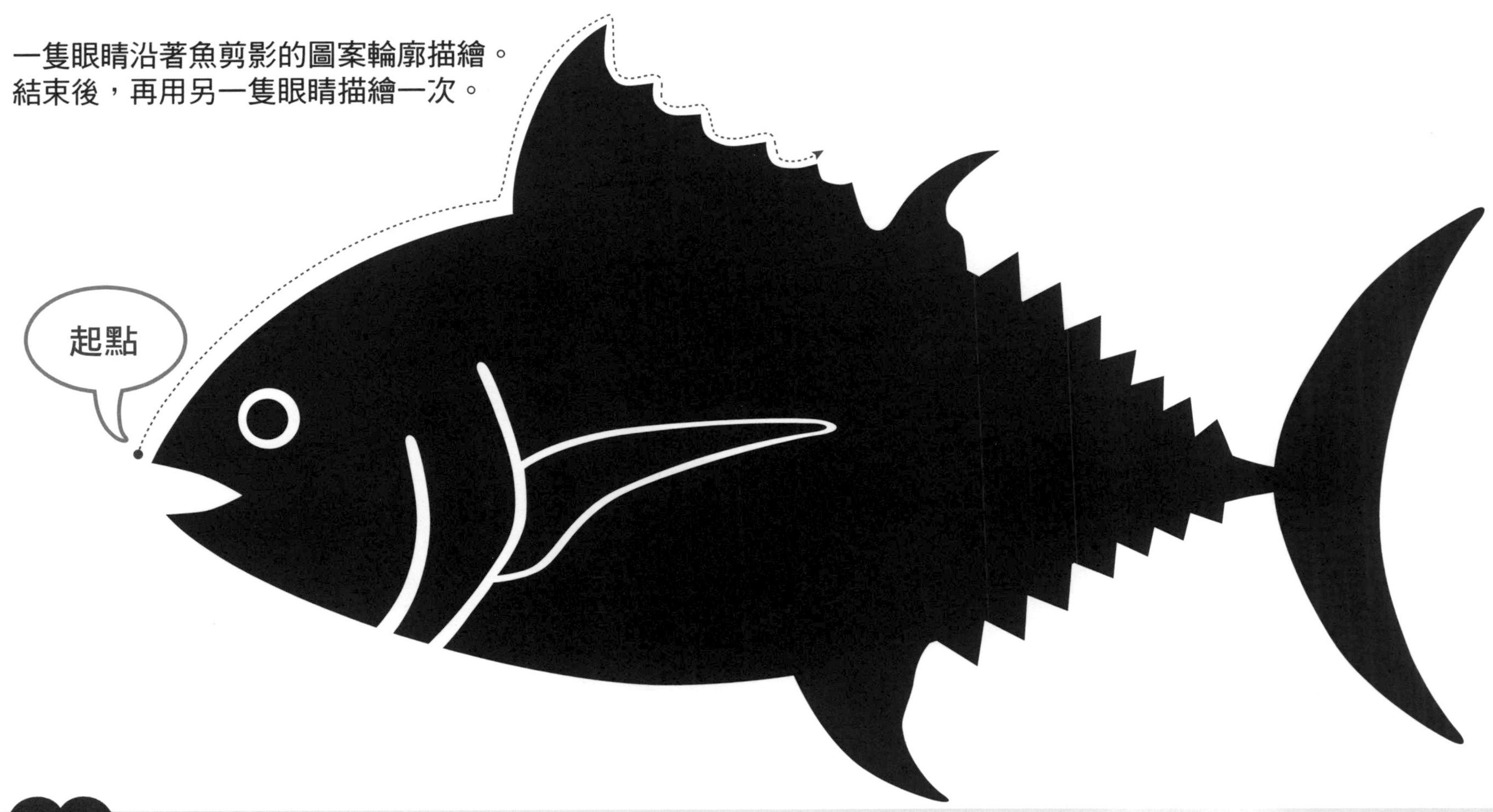

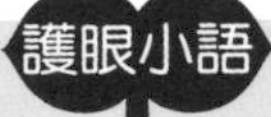

黑鮪魚、沙丁魚、鯖魚等青背魚中含有豐富的 DHA，是視網膜的主要構成成分。

Day **8**

尋找英文字母

視線一邊上、下、左、右移動，腦袋一邊辨識字母。因為英文字母中有很多相似的形狀，所以會運用到大腦來辨認其差異。

☑ **距離 50 公分**　☑ 👁 **× 各 1 次**　☑ **2 分鐘以內**

用一隻眼睛按照順序找出「A」到「Z」26 個字母。
結束後，再用另一隻眼睛做一次。

i m d G X f A

B K E S h t J q

C P

R U W y O Z

V n L

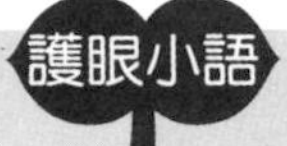

維他命 **A** 被稱為眼睛的維他命，富含於肝臟、蛋黃、黃綠色蔬菜跟乳製品當中。

Day 23 眼球運動・進階篇

向各個方向移動眼球可以鍛鍊眼部肌肉，進行時要使用會讓眼睛稍微感到疲倦的力道。

☑ 👁👁 × 1 次　☑ 2～3 分鐘

1 閉上眼睛。眼球依序往上、下、左、右四個方向移動，各停止 6 秒。

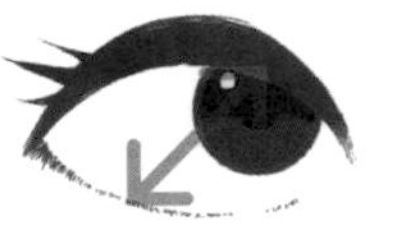

2 眼球快速上下移動 10 次，左右移動 10 次。然後看向左上、右下、左下、右上四個斜角，各停止 6 秒。

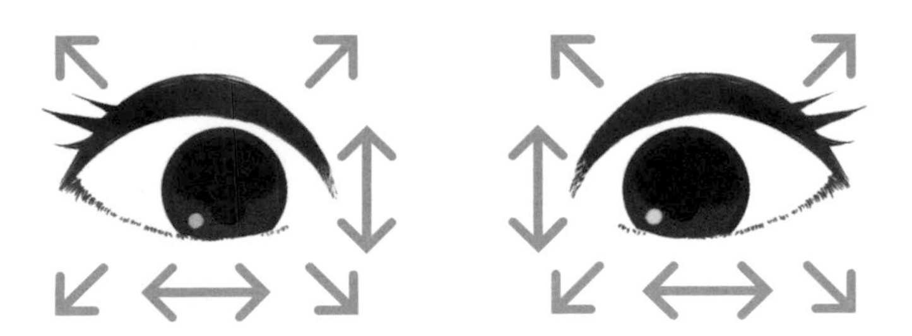

3 從左上方快速看向右下方，右上方快速看向左下方，各做 10 次。然後，眼球向右轉動及向左轉動各 10 次。

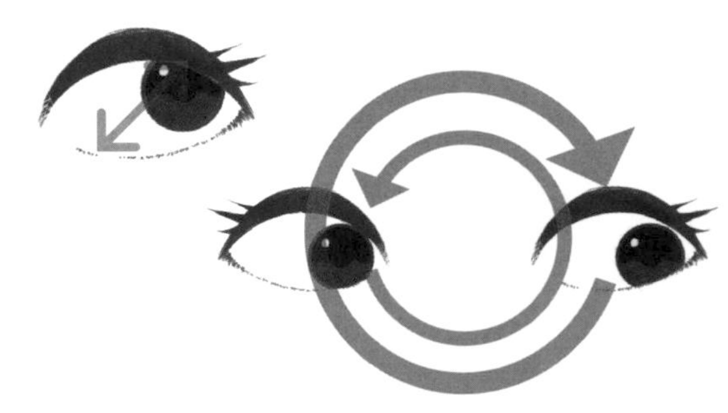

4 眼球放鬆回到正中間的位置，靜止 6 秒。兩眼往上看向兩眉之間，靜止 6 秒；再往下看向鼻頭，靜止 6 秒。右眼盡可能向上，左眼盡可能向下，靜止 6 秒，反方向再做一次。

註 一眼向上、另一眼向下只是一個想像的概念，盡量做到即可。

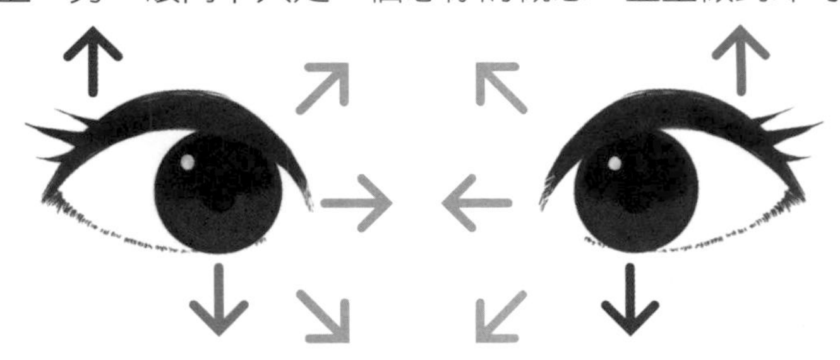

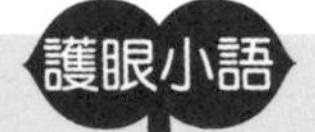

藍莓和加州梅中含有花色素苷，能改善視線模糊及眼睛疲勞的問題。

Day 9

找出圖中的文字

運用大腦找出特定的文字，活動雙眼四處搜尋，同步強化眼部肌肉和大腦。

☑ 距離 50 公分 ☑ 👁👁 × 1 次 ☑ 2 分鐘以內

找出隱藏在下圖中的日文字「の」、「ん」，以及中文字「天」、「心」。

註 進行第二次後可以縮短時間限制。

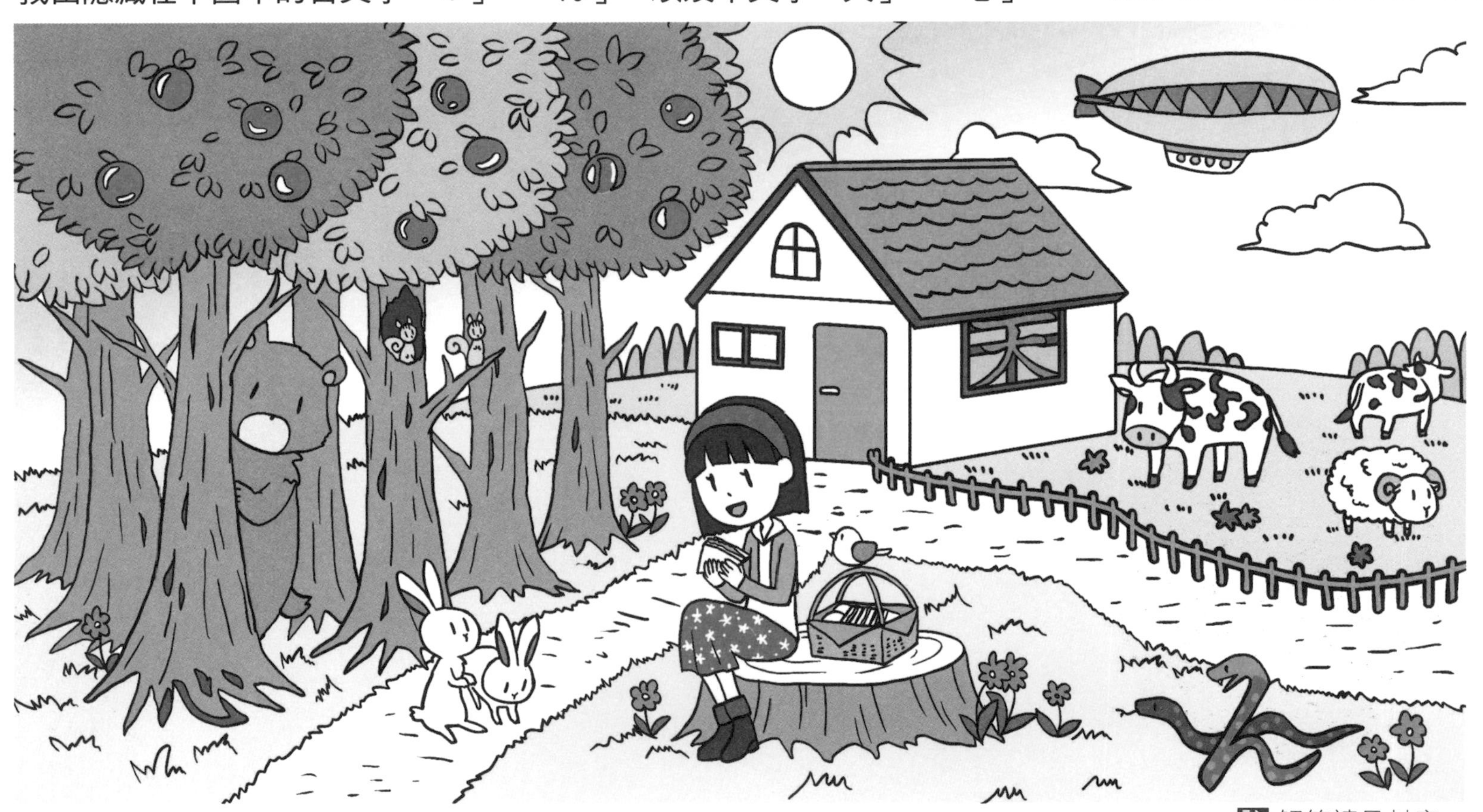

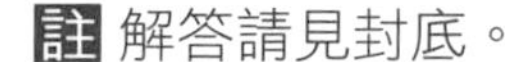
註 解答請見封底。

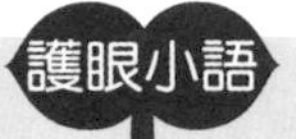

培養寫生或攝影等觀察戶外景物的興趣，有助於活化大腦和眼睛。

Day 22

尋找多角形

尋找圖形的過程中可以鍛鍊眼部肌肉。而且看著顏色濃淡、大小皆異的形狀，會對腦部帶來良好的刺激。

☑ 距離 50 公分　☑ 👁 × 各 1 次　☑ 3 分鐘以內

遮住一隻眼睛後，從三角形、四角形、五角形依序找到十角形（即星形）。
結束後，再用另一隻眼睛做一次。

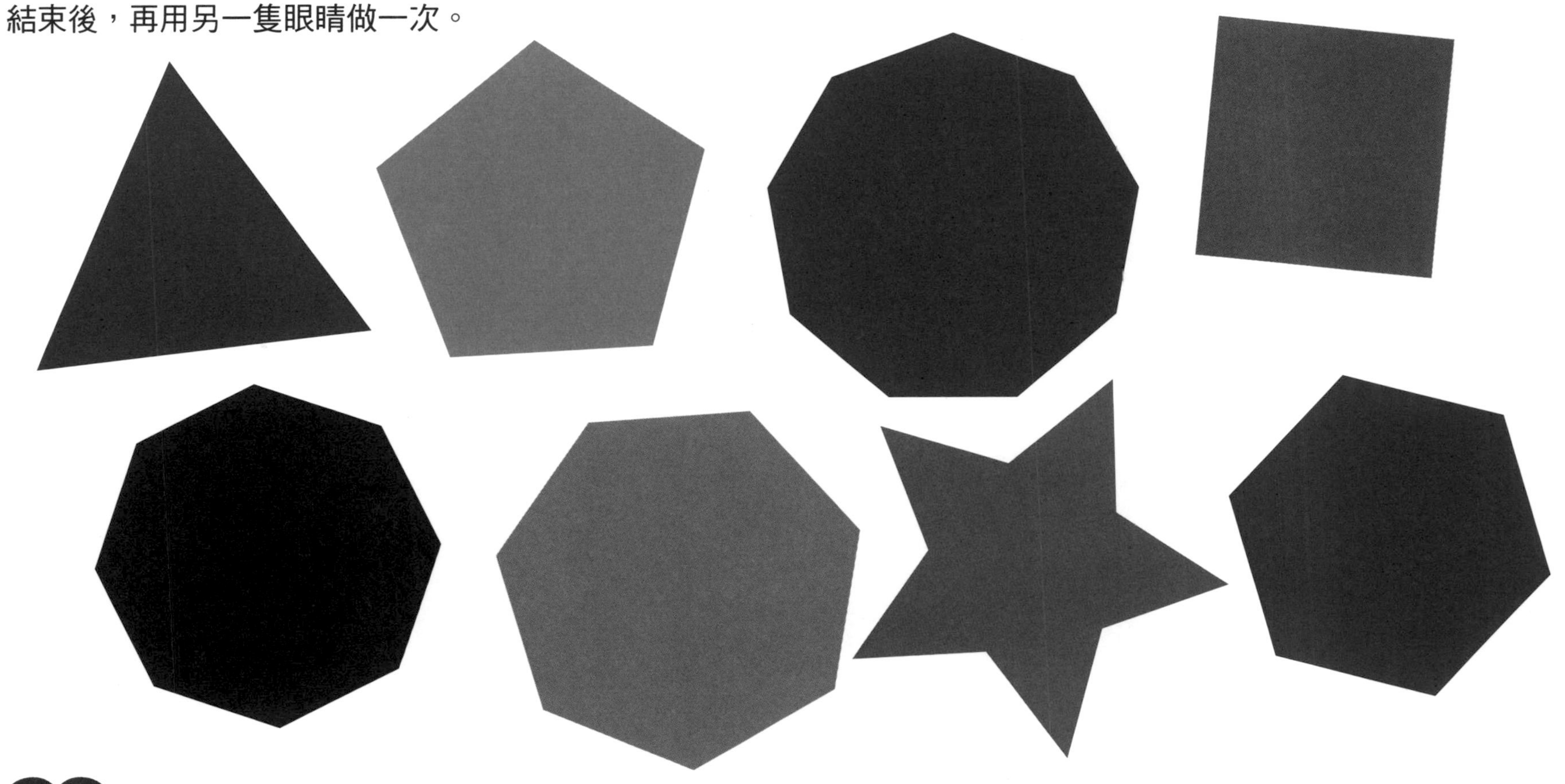

護眼小語

在昏暗的房間中盯著蠟燭燭火三分鐘，可以消除眼睛和腦部疲勞。

Day **10**

迷宮・中級篇

視線必須不斷細微地上、下、左、右活動。
進行時請將注意力集中在眼球的動作。

☑ **距離 30 公分**　☑ 👁 **× 各 1 次**　☑ **1 分鐘以內**

遮住一眼，用一隻眼睛從起點走到終點。結束後，再用另一隻眼睛做一次。

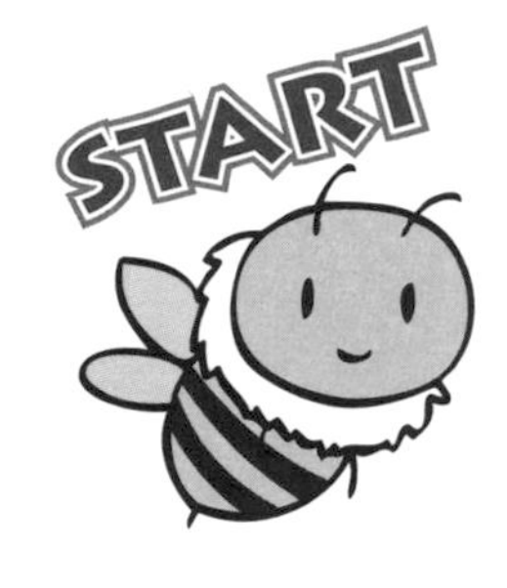

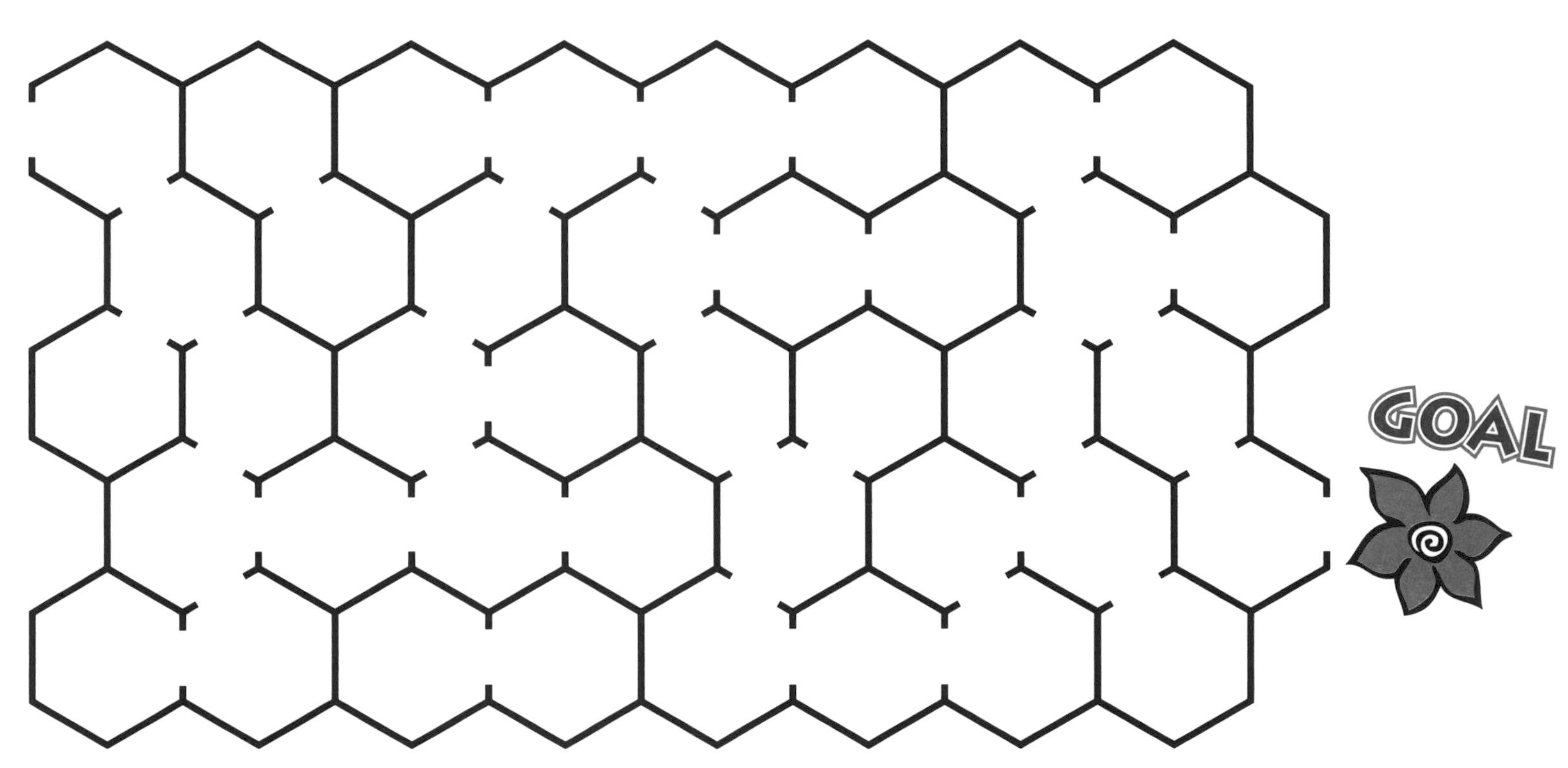

電腦對眼睛不好，主要是因為視線只會集中在一點。貼幾張海報在牆壁上，讓自己打電腦時分散一下視線吧！

Day 21

迷宮・進階篇

迷宮的難度再提高，活動眼球的動作也變得更細微，由此促進眼睛和腦部的血液循環。

☑ 距離 30 公分　☑ 👁 × 各 1 次　☑ 2 分鐘以內

遮住一眼，用一隻眼睛從起點走到終點。結束後，再用另一隻眼睛做一次。

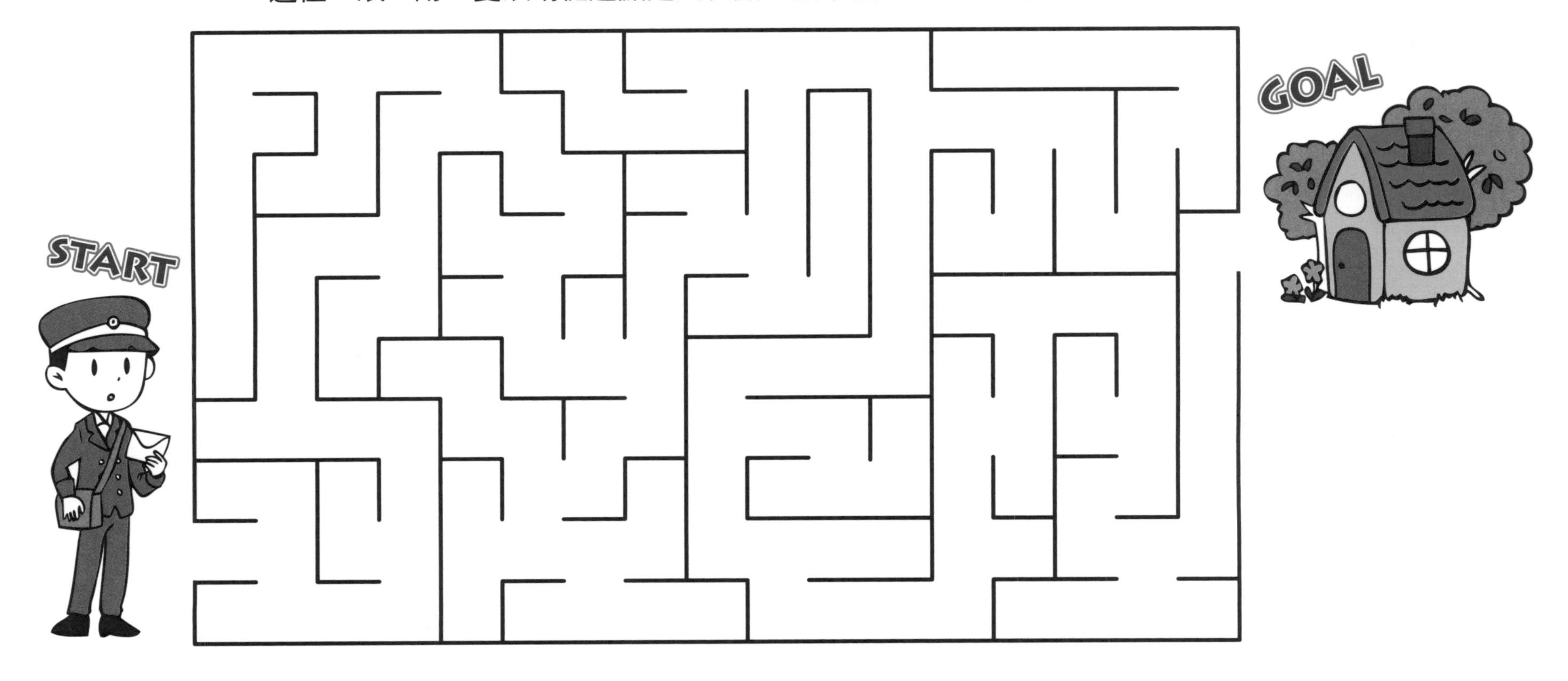

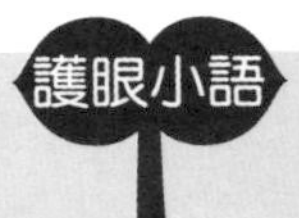

水溶性維他命 B 群有益眼睛健康，建議多吃豬肉（瘦肉的部分）、肝臟、馬鈴薯等富含維他命 B 群的食物。

Day 11

薦骨按摩

☑ 1次　☑ 1~2分鐘

薦骨所在的骨盆上，有很多大血管和淋巴結通過。只要溫熱這個部位，就能促進全身血液流通，讓氧氣和養分能夠順利運送到眼睛。

1. 將手放在腰部後方的薦骨處，利用手的溫度來達到溫熱效果。
2. 以薦骨的周圍為中心，手心輕輕畫圓按摩。

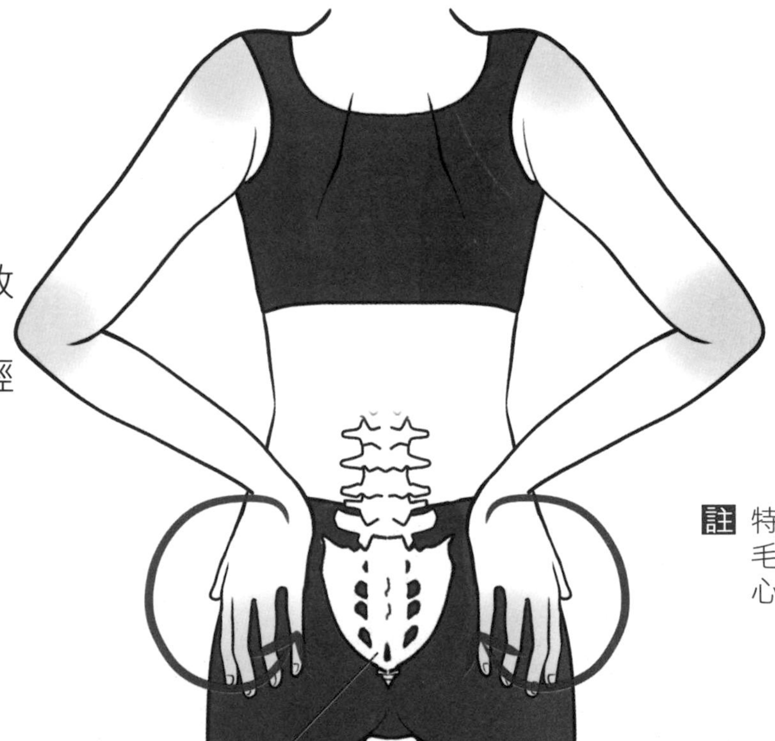

薦骨
位於骨盆中央位置的骨頭，是身體非常重要的部位，如果移位會影響血液循環。

註 特別建議在冬天時用微波加熱過的毛巾或暖暖包保暖，但使用時要小心燙傷。

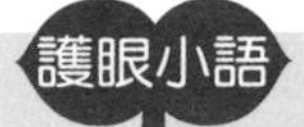

護眼小語

香煙、紫外線、壓力、空氣汙染都會加速眼睛的細胞老化，應盡可能避免。

Day 20

尋找相同的家徽

辨認複雜的圖案、找到兩兩相對的形狀並確認數量，可以增加大腦和眼部的工作，達到良好的訓練效果。

☑ 距離 50 公分 ☑ 👁👁 × 1 次 ☑ 3 分鐘以內

註 解答請見封底。

1 數一數有幾對相同的家徽。

2 找到唯一一個無法配對的家徽。

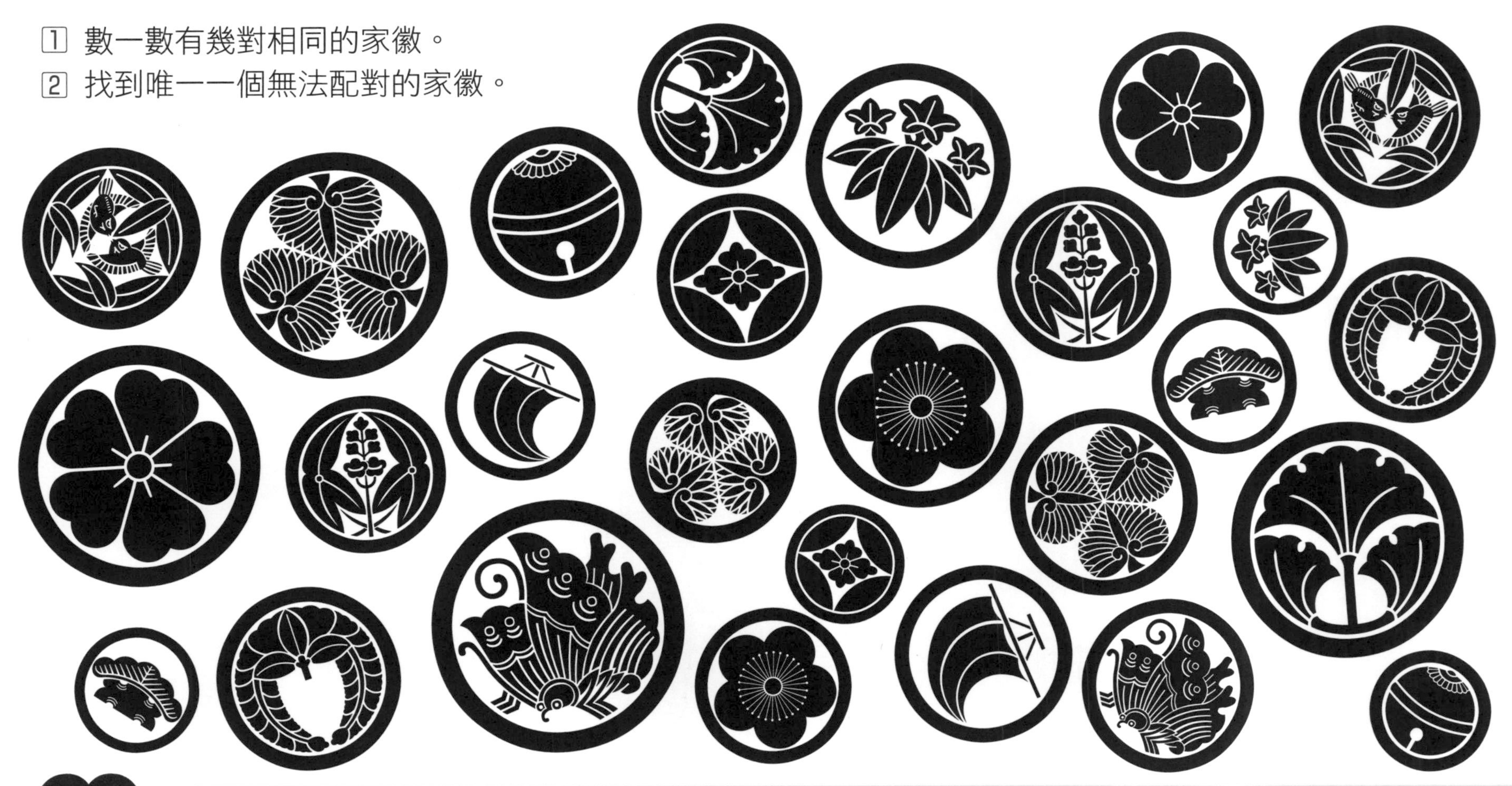

護眼小語

一直駝背坐在椅子上會對脖子造成負擔。每 30～50 分鐘可以做一下伸展背部的運動。

Day 12

揮手體操

☑ 1次 ☑ 3分鐘

這個動作能讓全身放鬆，促進血液循環，有助於將氧氣和養分輸送到眼睛；要做到稍微有點疲倦的程度才會有效。

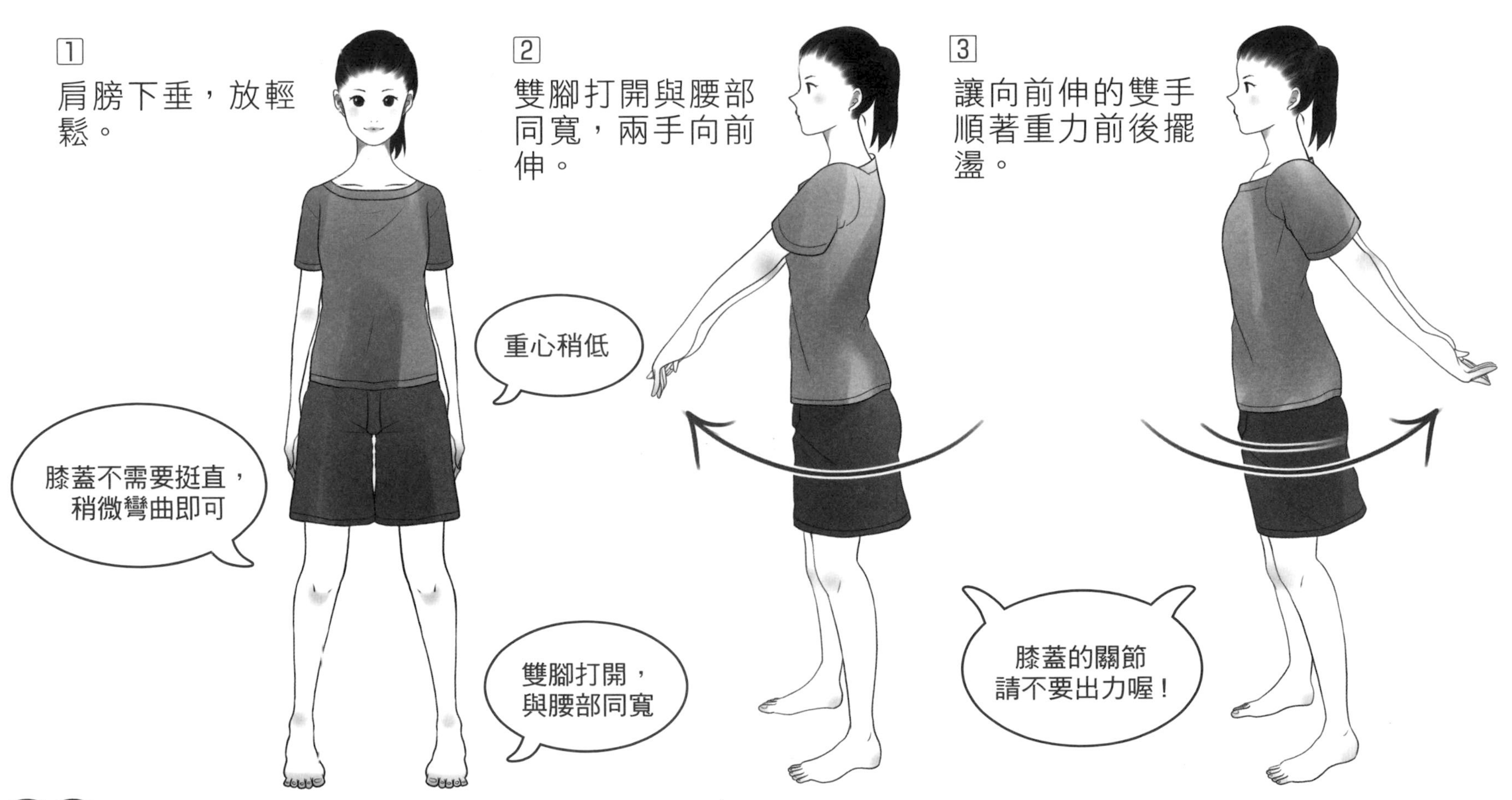

護眼小語

避免吃脂肪成分較高的肉，因為它會讓血液中的膽固醇上升，對眼睛有不良影響。

Day 19

尋找詞彙

移動視線尋找詞彙的動作可以強化眼部肌肉和大腦，用視線一筆一畫來描寫國字也能放鬆眼部肌肉。

☑ 距離 50 公分　☑ 👁 × 各 1 次　☑ 3 分鐘以內

從以下打散的國字中找出「三日月」、「音楽会」、「一石二鳥」等三個詞彙的其中一個，用一隻眼睛一筆一畫寫出每一個字。結束後，再用另一隻眼睛做一次。

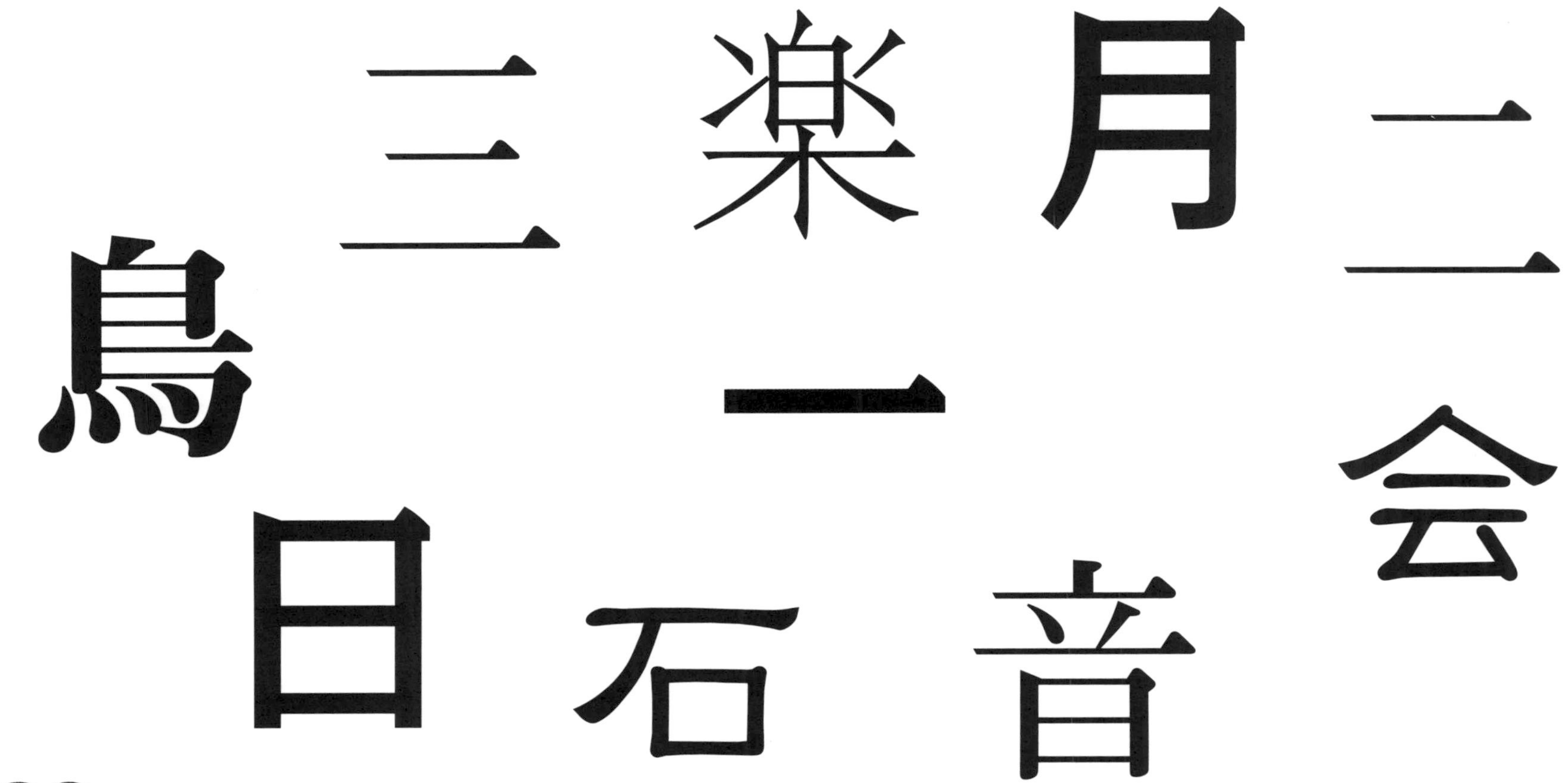

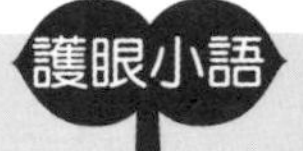

記住自己看報紙上最小的字時所保持的距離，如果這個距離改變了，就表示你的視力產生了變化。

Day 13

蜻蜓剪影圖

描繪形狀複雜的圖案，可以鍛鍊眼部肌肉並刺激大腦。

☑距離 15 公分　☑👁×各 1 次　☑2～3 分鐘

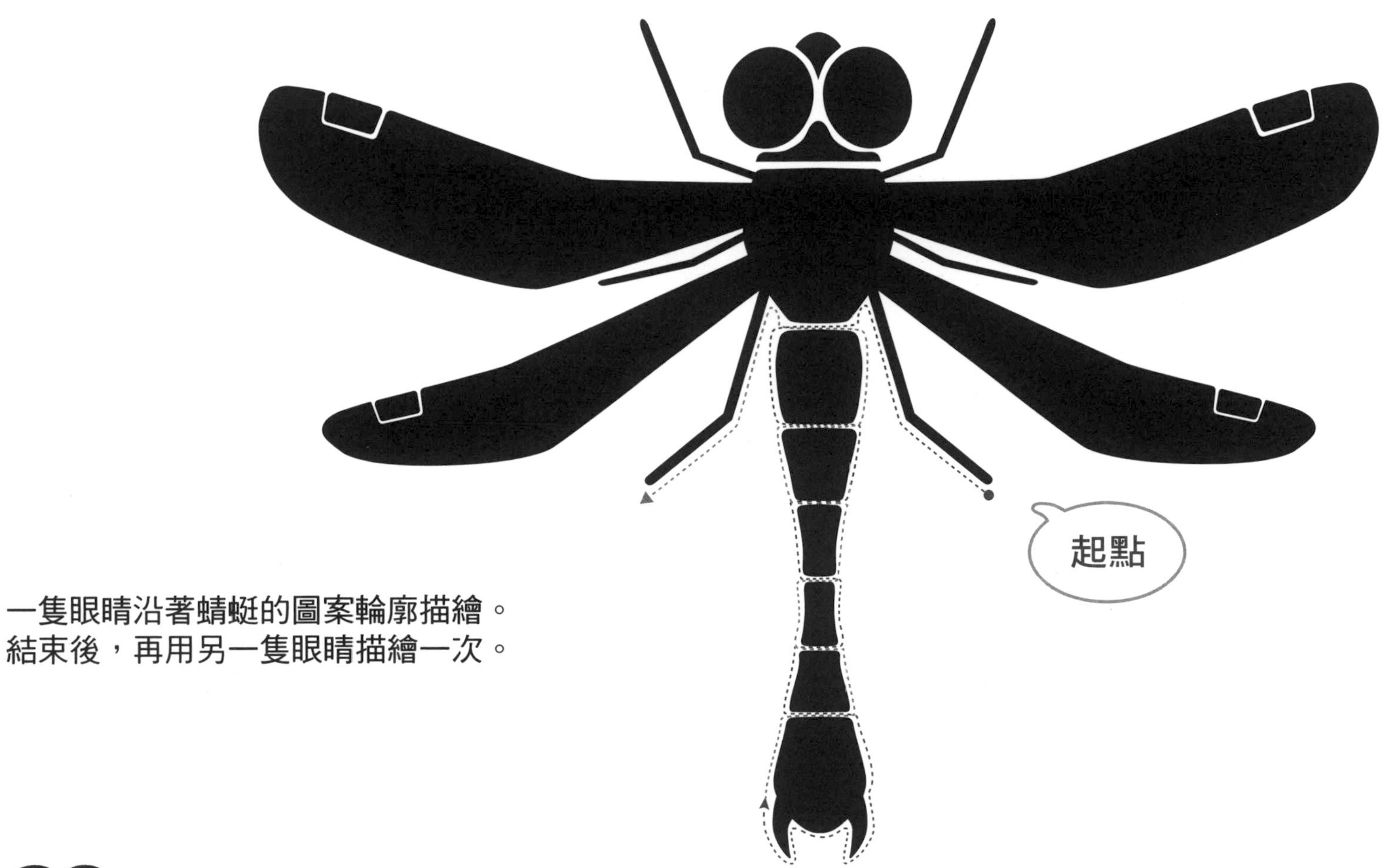

一隻眼睛沿著蜻蜓的圖案輪廓描繪。
結束後，再用另一隻眼睛描繪一次。

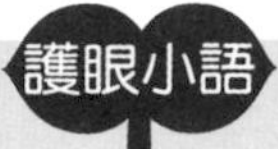

周遭環境的突然變化（例如搬家）帶來的緊張感，有時會造成眼皮好幾天都跳不停，請盡量放鬆心情。

Day 18

動物剪影圖

☑距離 15 公分　☑👁 × 各 1 次　☑ 2～3 分鐘

這個練習會讓眼睛活動的範圍變大。請特別注意左右移動的幅度，讓眼睛用力地動一動吧。

一隻眼睛沿著動物剪影的圖案輪廓描繪。
結束後，再用另一隻眼睛描繪一次。

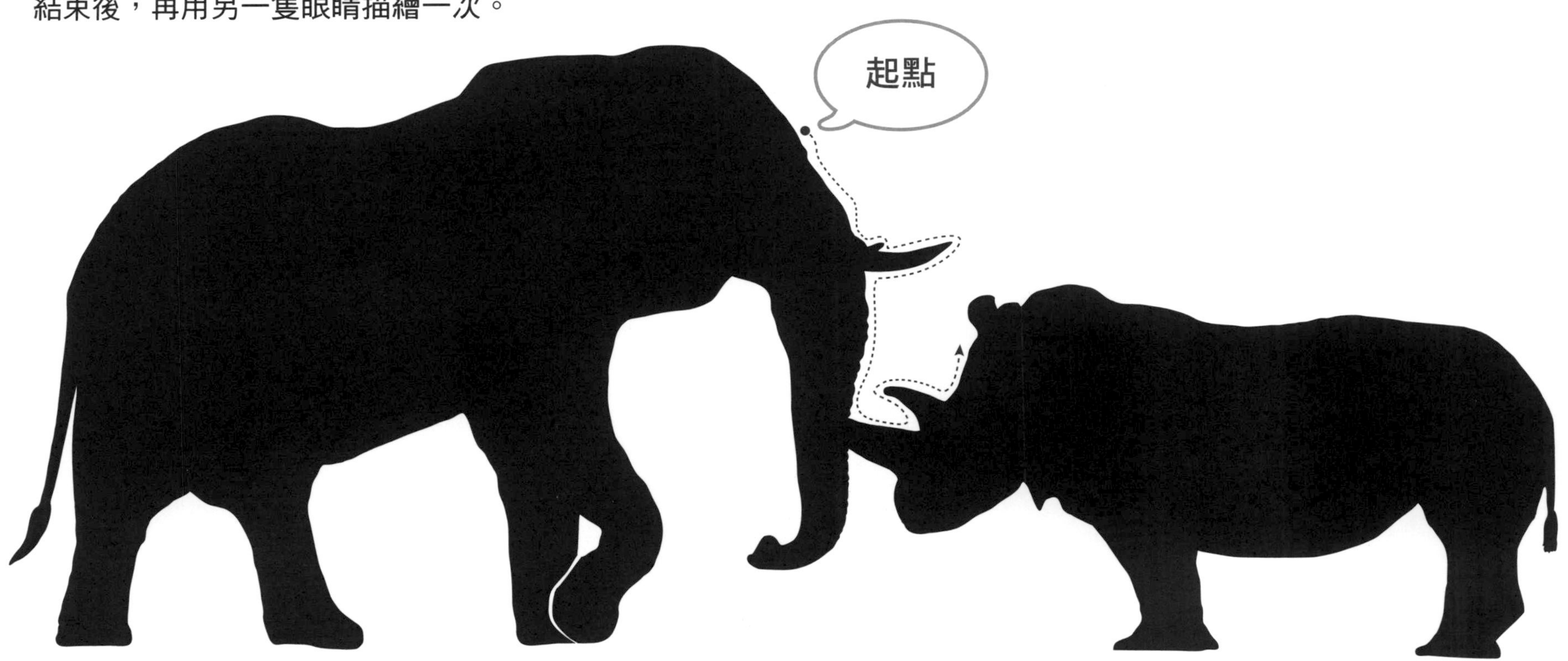

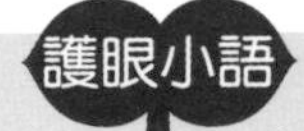

藉由用相同的距離看牆壁上相同的東西（照片或海報等），可以檢測視力是否衰退。

Day **14**

眼球運動

透過運動眼球來促進眼部以及腦部的血液循環，會讓大腦和視線都變得更清晰。閉上眼睛的目的，是為了不被周圍的景色所影響。

☑ 👁👁 × 1 次　☑ 1～2 分鐘

1 閉上眼睛，看向前方。

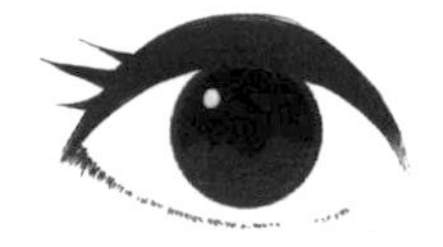

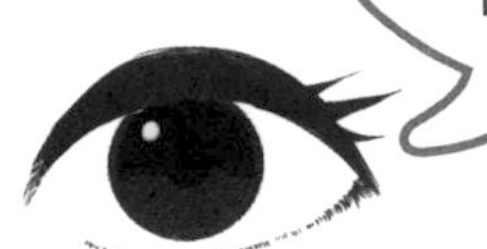

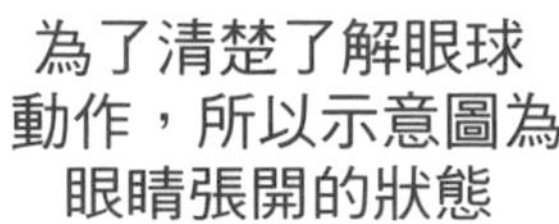

2 眼球左右移動 9 次，上下移動 9 次。

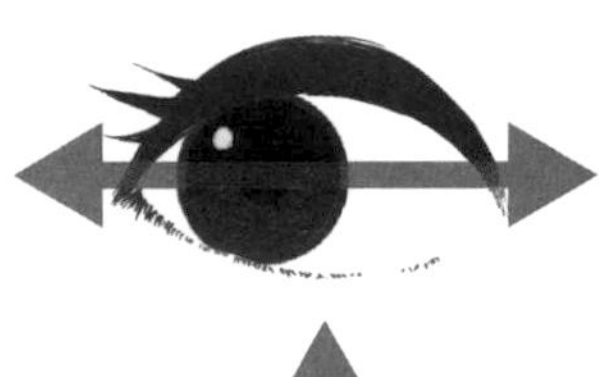

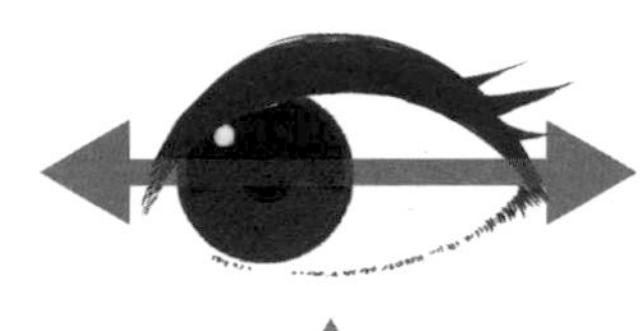

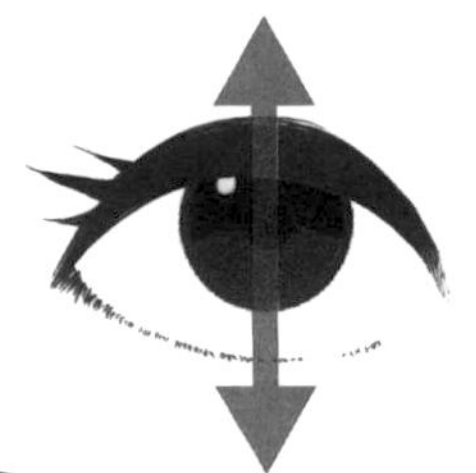

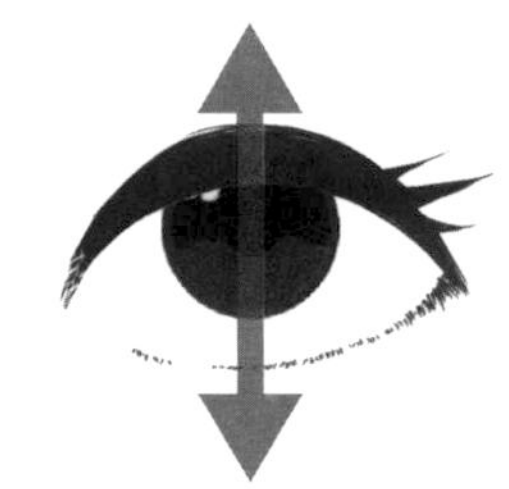

3 眼球向左轉 9 圈，向右轉 9 圈。

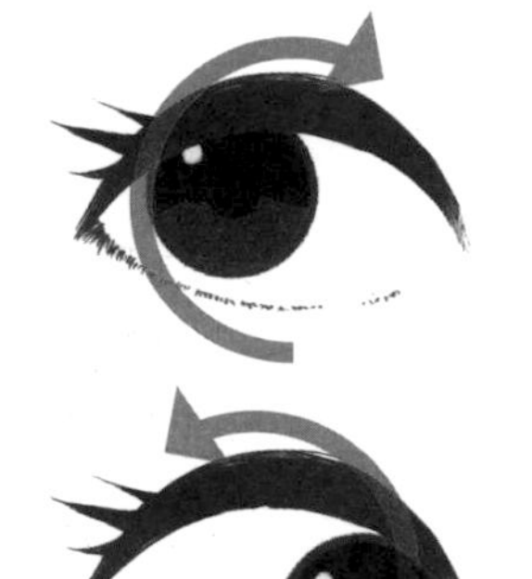

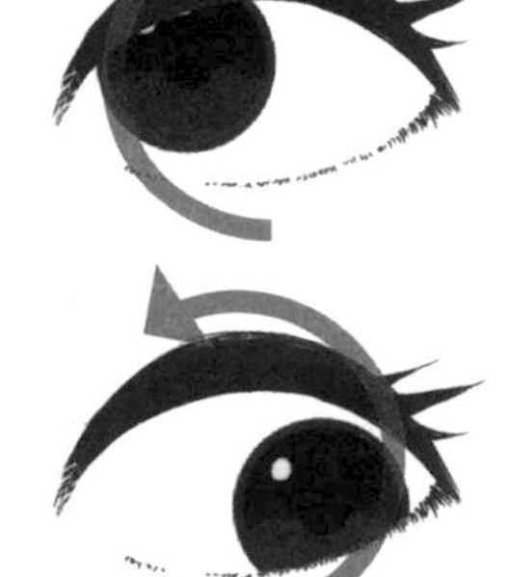

4 想像眼球縱向轉動，前後各 9 圈。

註 這只是一個想像的概念，事實上眼球無法真的縱向轉動。

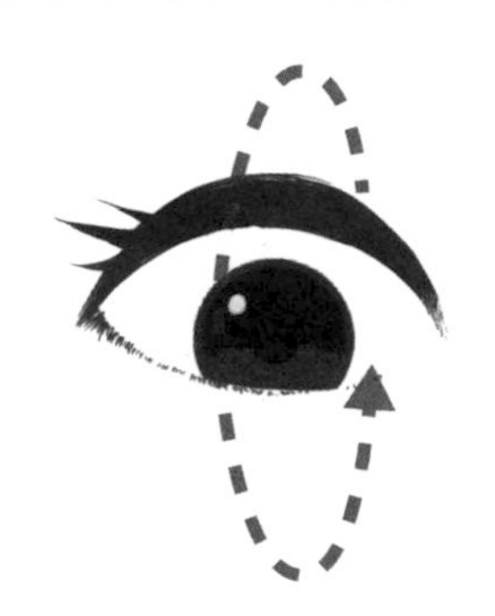

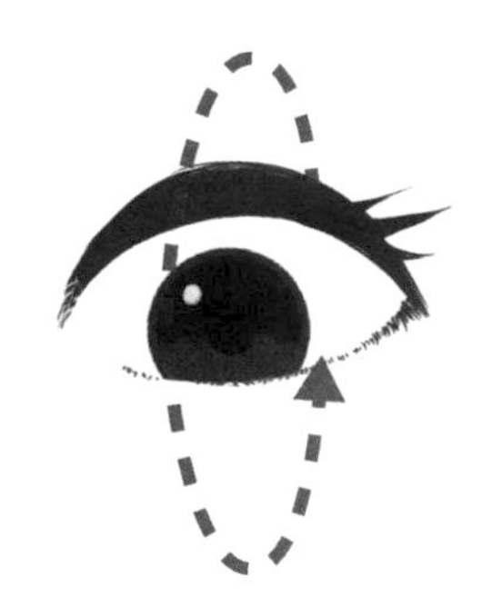

護眼小語

玩打地鼠或觀看桌球比賽時，資訊會從眼睛到大腦再傳送到運動神經，這類動作對眼睛和大腦都有益。

Day 17 按壓臉部穴道

☑ 1 次 ☑ 2～3 分鐘

如果按壓這些消除眼睛疲勞的穴道會感覺疼痛，正是疲勞長期累積的證明。請好好按壓，才能讓眼睛恢復元氣。

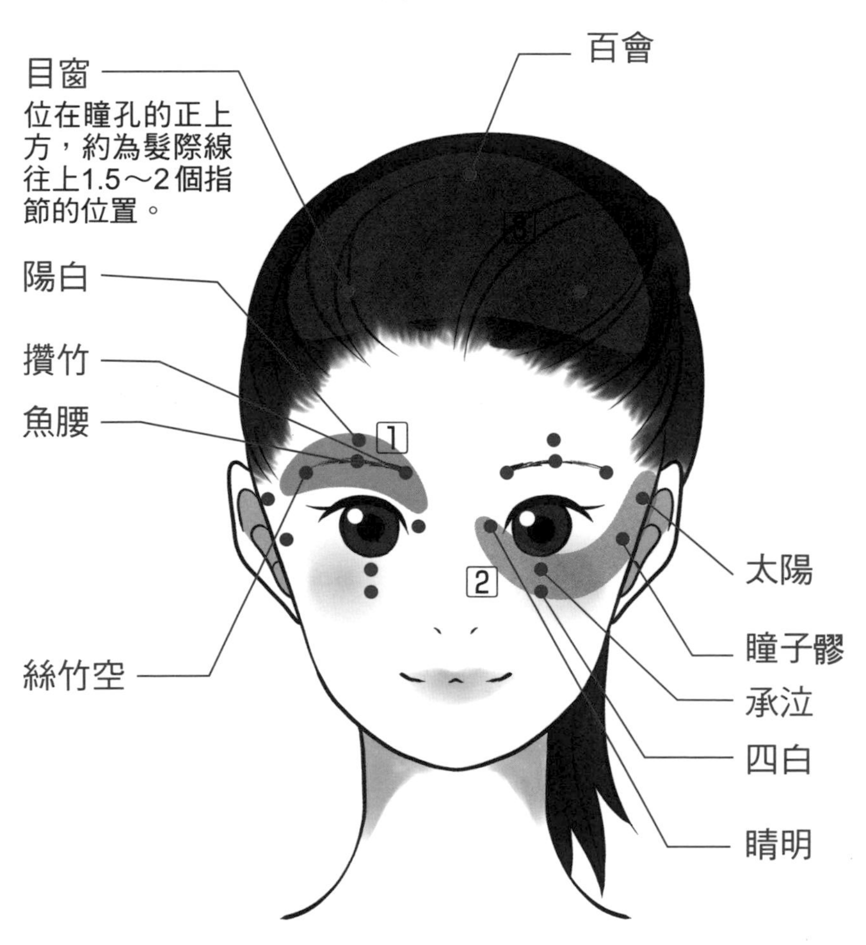

1

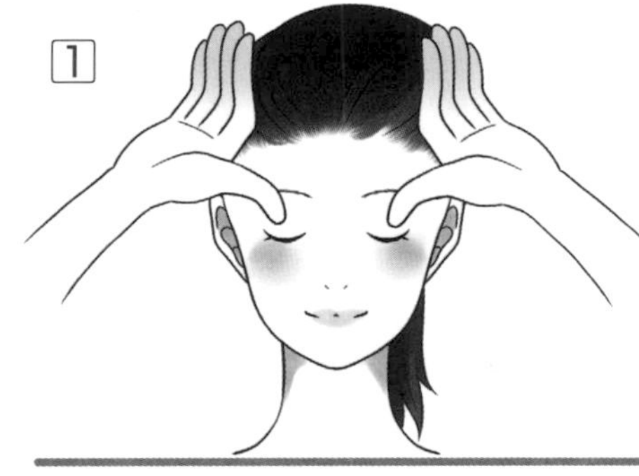

用拇指指腹從眼頭到眼尾方向按壓眉毛穴道，各按壓 3 次左右。

2

用食指指腹按壓眼頭到太陽穴位置的穴道，各按壓 3 次左右。

3

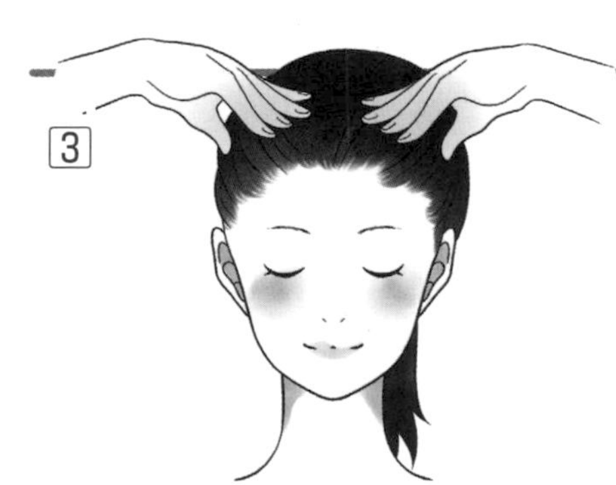

用十指指腹輕敲以目窗、百會為中心的頭部整體穴道。

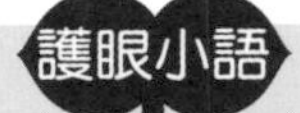

明明睡眠時間充足，早上卻覺得眼睛乾澀、疼痛、沉重，這就是眼睛疲勞的徵兆。

Day 15

迷宮・中級篇

迷宮越遠越複雜，眼球活動的時間就越長。請將注意力集中在眼球的活動上。

☑ 距離 30 公分　☑ 👁 × 各 1 次　☑ 1 分鐘以內

遮住一眼，用一隻眼睛從起點走到終點。結束後，再用另一隻眼睛做一次。

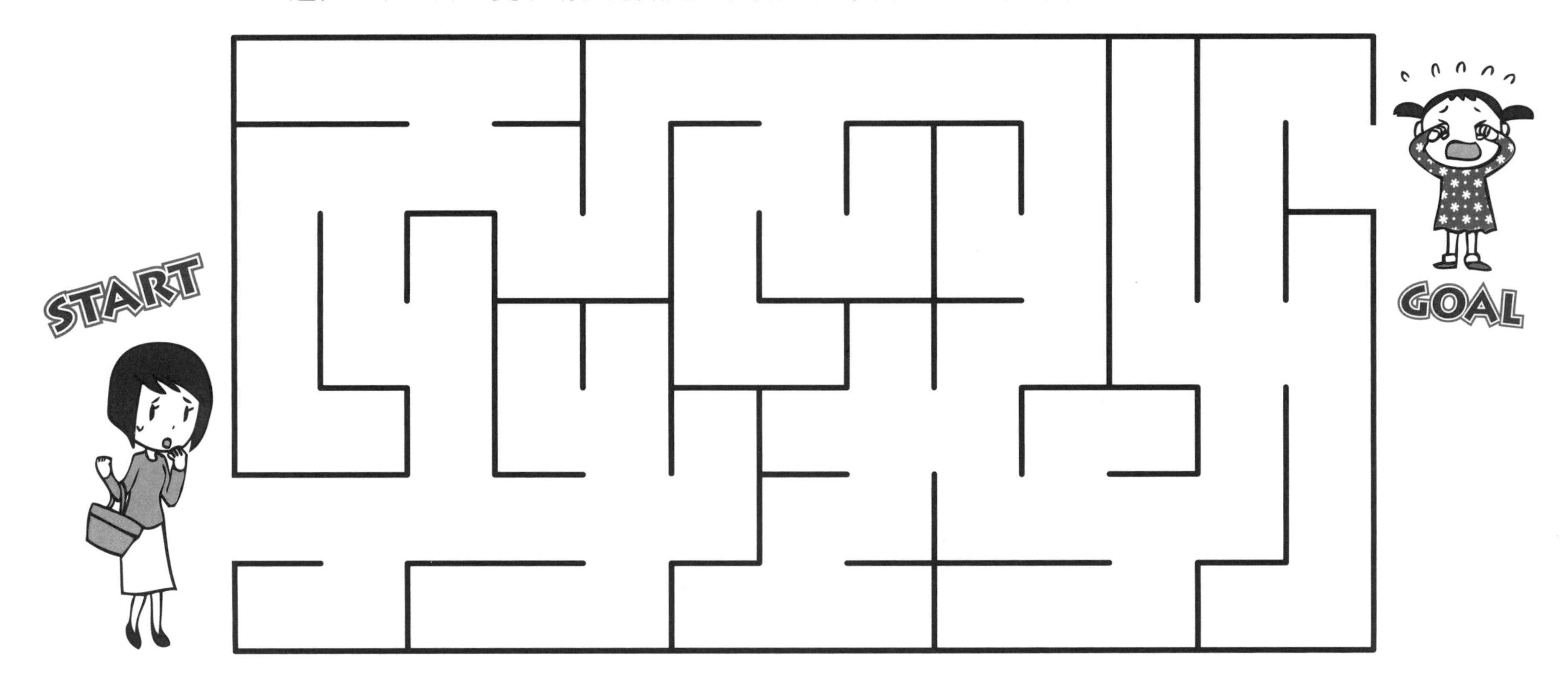

戴度數較低的眼鏡眺望遠方 10 分鐘左右，有助於重整大腦和眼睛，幫助恢復視力。

Day 16 丹田按摩

☑ 1 次 ☑ 1～2 分鐘

1. 將手貼在丹田上，溫熱丹田。
2. 手心依下圖箭頭指示的方向慢慢按摩丹田周圍。

「身體寒冷」會造成血液循環不佳，而這也會立刻影響到眼睛裡的微血管。只要讓腹部保持溫暖，全身的血液循環都會變好。

註 建議在冬天時用微波加熱過的毛巾或暖暖包保暖，但使用時要小心燙傷。

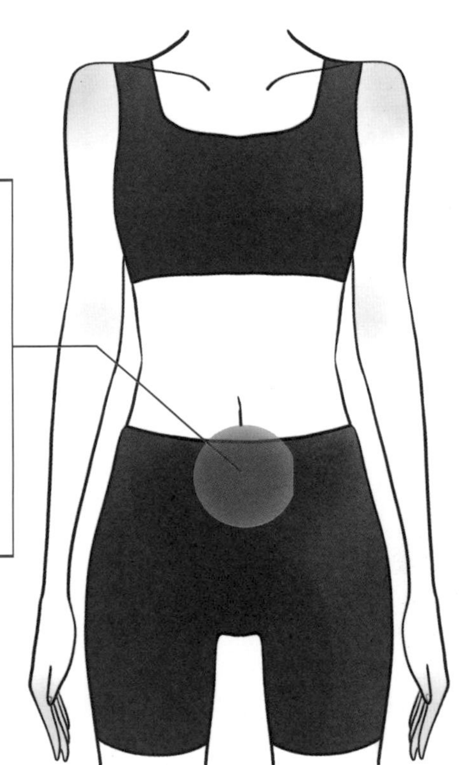

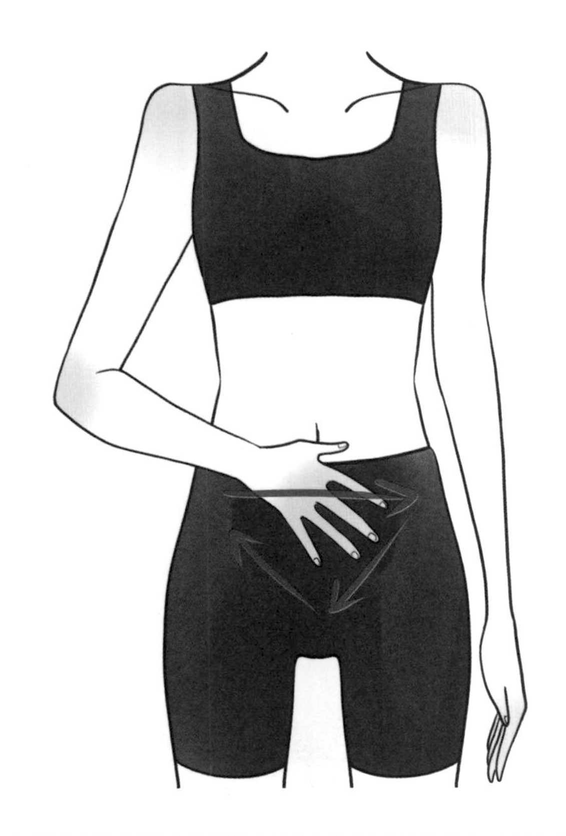

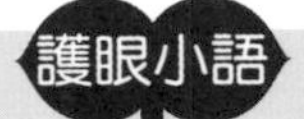

泡澡可以讓身體從內部暖和起來，不僅能促進血液循環，還能消除疲勞，對眼睛也很好。